ISSN 0138-5798

KOMMENTARE ZUM ARZNEIBUCH
DER DEUTSCHEN DEMOKRATISCHEN REPUBLIK

Herausgegeben von L. KNY und J. RICHTER

Heft 8 Immunhämatologische Prüfmethoden in der Laboratoriumsdiagnostik

Mit 2 Abbildungen und 8 Tabellen

AKADEMIE-VERLAG · BERLIN 1981

Verantwortlich für die Herausgabe:

Prof. Dr. sc. nat. L. Kny, Berlin
Prof. Dr. sc. nat. J. Richter, Berlin

unter Mitwirkung von

OMR Prof. Dr. sc. med. W. Brandstädter

Bearbeiter:

„Blutgruppenserologie“	OMR Prof. Dr. sc. med. W. Brandstädter Ärztl. Direktor des Bezirks-Instituts für Blutspende- und Transfusionswesen Magdeburg
„Antierythrozytäre Autoantikörper“	MR Dr. med. N. Lahmann Leitender Arzt der Gebietsblutspendezentrale Stendal am Bezirks-Institut für Blutspende- und Transfusionswesen Magdeburg
„HLA-serologische Prüfmethoden“	Dr. sc. med. K. V. Richter Oberarzt am Bezirks-Institut für Blutspende- und Transfusionswesen Berlin

Erschienen im Akademie-Verlag, DDR-1080 Berlin, Leipziger Straße 3—4

Lizenznummer: 202 · 100/472/81
Gesamtherstellung: VEB Druckerei „Thomas Müntzer“, 5820 Bad Langensalza
Bestellnummer: 762 851 6 (3065/K/8) · LSV 1277, 2067
Printed in GDR
DDR 10,00 M

Die vorliegenden Kommentare wurden im Ergebnis einer Vielzahl langfristiger Diskussionen mit Mitarbeitern der verschiedenen klinischen und labordiagnostischen Arbeitsbereiche inhaltlich vorbereitet und von den einzelnen Bearbeitern auf der Grundlage persönlicher Kenntnis gestaltet.

Durch kritische Hinweise und Anregungen mit dem besonderen Blickwinkel der praxisorientierten Wirksamkeit haben die Abteilungsleiter des Bezirks-Instituts für Blutspende- und Transfusionswesen Magdeburg, *Frau MR Dr. med. M. Brandstädter* und *Frau Dr. med. B. Reichelt* wertvolle Mitarbeit geleistet.

Berlin, Dezember 1979 *Die Herausgeber*

Inhalt

Blutgruppenserologie

Antierythrozytäre Autoantikörper

HLA-serologische Prüfmethoden

Blutgruppenserologie

1. Allgemeines

1.1. Geltungsbereich

Unter „Blutgruppe“ versteht man allgemein die mit serologischen Methoden nachweisbaren erblichen Strukturen („Blutgruppeneigenschaften“ — „Agglutinogene“ — „Antigene“ — „Blutgruppenmerkmale“) an den Erythrozyten. Die Blutgruppenforschung wurde mit der Entdeckung von Eigenschaften des AB0-Systems durch LANDSTEINER im Jahre 1900 eingeleitet. Bis heute sind mindestens 13 verschiedene Blutgruppensysteme und über 100 differenzierbare Blutgruppenmerkmale bekannt. Jeder Mensch besitzt eine Vielzahl von Blutgruppenmerkmalen, von denen jedoch nur die des AB0- und des Rhesus(Rh-)-Systems besondere Bedeutung in der klinischen Medizin besitzen. „Blutgruppeneigenschaften“ sind nicht auf Erythrozyten und andere menschliche Gewebe und Flüssigkeiten beschränkt, sondern im Pflanzen- und Tierreich weit verbreitete Substanzen.
Die Blutgruppenkunde ist zu einem umfangreichen Wissenschaftszweig angewachsen, in den uns insbesondere PROKOP und UHLENBRUCK [42] anregend einzuführen vermögen.
Die blutgruppenserologischen Prüfmethoden werden zur Untersuchung bei Blutspendern, Blutempfängern, Transplantatspendern, Transplantatempfängern, bei Schwangeren und Neugeborenen sowie im Rahmen von Vorsorge-Untersuchungen zum Zwecke der Dokumentation des Blutgruppenbefundes angewendet.
Hämolytische Transfusionsstörungen werden dadurch weitgehend vermieden; die Zahl der blutgruppenspezifisch durch Transfusion und/oder Schwangerschaft Immunisierten und der an Morbus haemolyticus neonatorum erkrankten Neugeborenen wird reduziert, das Transplantationsergebnis verbessert.
Forensische Fragestellungen werden nicht berührt. Methoden der maschinellen (Automaten) Durchführung blutgruppenserologischer Untersuchungen sind nicht berücksichtigt.

1.1.1. Bluttransfusion

3 Elemente bestimmen im wesentlichen die „sichere“ Transfusion [37]:

a) Die Zuführung spezifischer und effektiver Bestandteile (Komponenten),
b) das Fehlen unerwünschter Reaktionen und
c) die normale, physiologische Überlebenszeit der übertragenen Komponenten im Empfänger.

Weiterhin dürfen keine Krankheiten übertragen werden und die Sicherheit für zukünftige Transfusionen muß gegeben sein.
Von diesen die Sicherheit der Transfusion beeinflussenden Faktoren umfaßt die Gesamtheit der blutgruppenserologischen Prüfmethoden „Untersuchungsmethoden zur Verhütung (Einschränkung) von Immunisierungen und/oder serologisch bedingten Schädigungen der

zellulären Bestandteile des Empfänger- und/oder Spenderblutes durch Berücksichtigung sog. starker Antigene und/oder bereits vorhandener Antikörper“ [7].
Diese Definition umfaßt auch die Prüfmethoden der HLA-Serologie im Rahmen der Transfusionstherapie.
Mit der für unseren Arbeitsbereich ermittelten Häufigkeit von 0,01% hämolytischer Tranfusionsstörungen [61] sind wir mit Angaben von PINEDA u. a. [40], die über 1 hämolytischen Zwischenfall bei 12100 transfundierten Einheiten in einem gut organisierten Krankenhaus berichten, durchaus vergleichbar. Die Angaben anderer Autoren [20, 51, 52] liegen zwischen 0,01% und 0,7%. Die Dunkelziffer ist dabei sicher relativ hoch.

1.1.2. Früherkennung und Prophylaxe des Morbus haemolyticus neonatorum (M.h.n.)

Die lückenlose Erfassung und blutgruppenserologische Untersuchung der Blutproben von Schwangeren ist eine gesetzlich geregelte Aufgabe der Einrichtungen des Transfusionsdienstes [44]. Dazu gehört die Bestimmung der Blutgruppeneigenschaften des AB0-Systems und des Rh-Faktors D in der 12.—16. und nach Möglichkeit in der 21.—28. Schwangerschaftswoche sowie die Untersuchung zum Nachweis irregulärer Antikörper. Bei Rh-negativen Frauen bzw. beim Nachweis irregulärer Antikörper sind häufigere Kontrolluntersuchungen evtl. unter Einschluß der Blutproben des Kindesvaters notwendig. Bei Verdacht auf das Vorliegen einer serologischen Unverträglichkeit zwischen Mutter und Kind erfolgt die Meldung und vorsorgliche Entbindung in einer Entbindungseinrichtung, die eng mit einem Austauschzentrum zusammenarbeitet. Untersuchungen von Blutproben Schwangerer zum Nachweis von Immunantikörpern im AB0-System bei Verdacht auf das Vorliegen eines M.h.n. im AB0-System werden nur von wenigen Speziallaboratorien des Transfusionsdienstes in besonders zu begründenden Ausnahmefällen durchgeführt. Die dazu möglichen Methoden sind außerordentlich aufwendig und in der Aussage hinsichtlich der Erkrankung an M.h.n. unzuverlässig. Besondere therapeutische Konsequenzen konnten bisher aus den Ergebnissen der Laboratoriumsuntersuchung nicht abgeleitet werden, zumal das Krankheitsbild praktisch nie so ausgeprägt ist wie bei Immunisierungen z. B. im Rhesus-System.
Mit der generellen Einführung der Immunprophylaxe des durch Rh-Inkompatibilität bedingten M.h.n. in der DDR im Jahre 1971 [1, 46] ergaben sich neue Aufgaben der blutgruppenserologischen Überwachung für alle Laboratorien in Zusammenarbeit mit „Immunprophylaxe-Zentren“.
Neben dem Nachweis der Blutgruppeneigenschaften des AB0-Systems und des Rhesus-Faktors D muß der Nachweis irregulärer Antikörper vor und nach der Injektion des Human-Immunglobulins Anti-D geführt werden. Mit dieser in fast allen Laboratorien auch der Kreiskrankenhäuser eingeführten Prüfmethode wurden im Laufe der Jahre wesentliche Voraussetzungen zur Qualifizierung der Kreuzprobe durch die generelle Anwendung auch der Enzym-Technik geschaffen.

1.1.3. Transplantation

Die Blutgruppenantigene des AB0-Systems gelten als starke Transplantationsantigene. Inkompatibilitäten zwischen Spender und Empfänger in anderen Blutgruppensystemen beeinflussen das Ergebnis der Transplantation offenbar nicht.

Die Sicherung der Kompatibilität zwischen Spender und Empfänger im AB0-System ist damit eine notwendige Voraussetzung für die Durchführung der Transplantation [25]. Bezogen auf das AB0-System gelten Spender der Blutgruppe 0 als „Universalspender", Empfänger der Blutgruppe AB als „Universalempfänger".

1.1.4. Vorsorge-Untersuchungen

Jeder Bürger sollte den Besitz seines ordnungsgemäß dokumentierten (Nothilfepaß!) Blutgruppenbefundes anstreben. Dadurch kann die Sicherheit (Zweitbestimmung!) der geplanten Blutübertragung für ihn erhöht und die Zeit der Vorbereitung zur Notfalltransfusion verkürzt werden.

1.2. Ausführung

1.2.1. Verantwortung

Blutgruppenserologische Untersuchungen erfordern besondere Sorgfalt und spezielle Kenntnisse. Fehlbestimmungen können die Ursache schwerster (tödlicher!) Transfusionszwischenfälle sein, die beschleunigte Transplantatabstoßung bewirken, zur Unterlassung der Immunprophylaxe des M.h.n. und damit zu Schädigungen Neugeborener (Totgeburt!) führen bzw. bei vorhandenem M.h.n. die sachgerechte Therapie verzögern oder verhindern.
Blutgruppenserologische Untersuchungen werden in Laboratorien unter der Leitung eines entsprechend qualifizierten Hochschulkaders durchgeführt. Er legt in einer Arbeitsvorschrift den Untersuchungsgang fest und führt Kontrollen durch. In einer Anlage zur Arbeitsvorschrift wird der Personenkreis benannt, der zur eigenverantwortlichen Durchführung blutgruppenserologischer Untersuchungen berechtigt ist. Dazu gehört auch die Befunderhebung und -herausgabe an den Einsender.
Ergebnisse blutgruppenserologischer Untersuchungen sollten stets von 2 Personen unabhängig bewertet werden. Die Beurteilung der Reaktionsansätze und die Protokollierung erfolgen getrennt und werden wechselseitig kontrolliert. Die mit der Ausführung der Prüfung beauftragte Person sollte die erste Bewertung der Reaktionsansätze vornehmen und für den erhobenen Befund verantwortlich zeichnen. Abweichungen von dieser Verfahrensweise sollten die begründete Ausnahme (z. B. Bereitschaftsdienst) sein. Von einer Trennung bei blutgruppenserologischen Untersuchungen in „Ausführung" (meistens Med.-techn. Assistentin) und „Bewertung" (evtl. Hochschulkader) ist aus sachlichen und juristischen Erwägungen dringend abzuraten.

1.2.2. Prinzip

Blutgruppenserologische Prüfmethoden beruhen auf spezifischen Antigen-Antikörper-Reaktionen, die als Agglutination oder Hämolyse ablaufen. Eine Ausnahme dazu ist die „Präzipitation" bei Anwendung des Antihumanglobulin-Tests. Grundsätzlich erfolgt die Feststellung unbekannter Blutgruppeneigenschaften (Antigene) mittels bekannter Anti-

körper oder zum Nachweis von unbekannten Antikörpern (Serumeigenschaften) mittels bekannter Antigene.
Antigene sind dabei die an Erythrozyten gebundenen Blutgruppeneigenschaften. Antikörper sind Serumeigenschaften, die „regulär", d. h. regelmäßig als Alloantikörper „Anti-A" und „Anti-B" oder „irregulär", d. h. unregelmäßig mit Spezifitäten gegen praktisch alle möglichen Blutgruppeneigenschaften vorkommen können. Ursache irregulärer Antikörper ist in den meisten Fällen eine nachweisbare Immunisierung durch Transfusion, Schwangerschaft oder Antigeninjektion (artifizielle Immunisierung).
Nach ihrem serologischen Verhalten werden saline (komplette) von nicht-salinen (inkompletten) Antikörpern unterschieden. Saline Antikörper bewirken eine sichtbare Agglutination der Erythrozyten im Kochsalzmilieu. Nicht-saline Antikörper agglutinieren Erythrozyten dagegen im „Supplementmilieu" d. h. bei Anwendung zusätzlicher geeigneter Substanzen oder im Kochsalzmilieu in besonderen Methoden (Enzym-Test, Antihumanglobulin-Test). Saline Antikörper (Prototyp: Alloantikörper „Anti-A" und „Anti-B") verursachen optimale Agglutinatbildungen bei niedrigen Temperaturen, nicht-saline Antikörper (Prototyp: Anti-D) dagegen bei höheren Temperaturen.

1.2.3. Untersuchungsmaterial

In der Regel werden blutgruppenserologische Untersuchungen an Venenblut, das ohne Zusatz entnommen wurde, durchgeführt. Zum Nachweis der „Blutgruppe" (AB0-System und Faktor D) und zur Durchführung der Kreuzprobe sind jeweils 3—5 ml Nativblut erforderlich. Bei abweichenden Reaktionen, z. B. beim Nachweis irregulärer Antikörper in der Kreuzprobe, kann eine wesentlich größere Blutmenge erforderlich werden.
In der klinischen Praxis besteht in ausgewählten Fällen die Notwendigkeit, Kreuzproben „vorsorglich" für mögliche Blutungskomplikationen durchzuführen. Dadurch werden einzelne Konserven wiederholt für verschiedene Patienten „eingekreuzt". Ist die Blutmenge im Proberöhrchen der Konserve dazu nicht mehr ausreichend, so kann die zu einer Kreuzprobe notwendige Blutmenge mittels einer sterilen Kanüle und Spritze nach Oberflächendesinfektion und Durchstechen des Stopfens aus der Konserve entnommen werden. Unmittelbar nach der unverzüglich durchzuführenden Kreuzprobe ist die betreffende Konserve zu transfundieren oder von der weiteren Verwendung auszuschließen (Rückgabe an die zuständige Einrichtung des Transfusionsdienstes).
Gegenüber den Festlegungen im DAB 7—DDR (D.L.) werden Erythrozyten zur Prüfung grundsätzlich als 5%ige Suspension eingesetzt. Die Methode zur Herstellung der Suspensionen und die Art der Reaktionen einschließlich der Bewertung der Reaktionsansätze haben gezeigt, daß die Anwendung in unterschiedlichen Konzentrationen nicht erforderlich ist. Die Anwendung 3%iger Suspensionen kann jedoch insbesondere bei begrenzt vorhandenen Erythrozytenmengen (z. B. Testerythrozyten zur Prüfung auf irreguläre Antikörper) notwendig sein.

1.2.4. Testmaterial, Reagenzien

Zum Nachweis der Blutgruppenantigene werden in der Regel staatlich geprüfte Testseren eingesetzt. Die Anwendung in der Wirksamkeit mindestens gleichwertiger Seren wird nur wenigen speziellen Laboratorien insbesondere des Transfusionsdienstes aus materiellen und personellen Gründen möglich sein.

Blutgruppentestseren sind den Arzneimitteln gleichgestellte Labordiagnostika [17], deren Herstellung, Prüfung und Aufbewahrung durch Monografien des Arzneibuches der DDR (2. AB—DDR) [2] geregelt ist. Die serologische Prüfung umfaßt Untersuchungen zur Feststellung der *spezifischen Wirkung*, des *spezifischen Titers*, der *Avidität* und der *Spezifität*. Weiterhin wird auf Abwesenheit von hämolysierenden Alloantikörpern und andersspezifischen Antikörpern geprüft. Mit Ausnahme weniger in den Prüfmethoden benötigter Testseren (einzelne Anti-A_1-Seren, Anti-H und Antihumanglobulin-Seren) werden die Seren von Menschen gewonnen. Die Aufbewahrung von Testseren erfolgt flüssig (bei 2 bis 8 °C), gefroren oder lyophilisiert. Die Aufbewahrungsgefäße sollen dem Verbrauch angepaßt sein. Die Aufbewahrungszeiten, gerechnet nach Abschluß der staatlichen Prüfung, liegen für flüssige und tiefgefrorene Testseren bei maximal 1 Jahr (Ausnahme Anti-H mit 6 Monaten), für lyophilisierte zwischen 1 Jahr und 3 Jahren.
Die zum Nachweis von Alloantikörpern notwendigen, ausgetesteten Testerythrozyten werden im Regelfall in Zusammenarbeit mit der zuständigen Einrichtung des Transfusionsdienstes bereitgestellt. Testerythrozyten (0, A_1, A_2 und B) werden zum Nachweis der Alloantikörper im AB0-System benötigt. Im Antikörper-Suchtest sollen Testerythrozyten mit einer Vielzahl bekannter Antigene verschiedener Systeme (Rh-, MNSs-, Kell-, Duffy-, Lutheran-, Kidd-, P-, I-, Lewis-System) angewendet werden. Dabei ist für die Stärke der Agglutination von Bedeutung, ob das jeweilige Antigen „doppelt“ (homozygot, „Doppel-Dosiseffekt“) oder „einfach“ (heterozygot) vorliegt.
Testerythrozyten werden flüssig ohne konservierenden Zusatz (2—8 °C bis maximal 8 d) oder mit konservierendem Zusatz (2—8 °C bis maximal 6 Wochen) [4] oder tiefgefroren (—196 °C praktisch unbegrenzt) aufbewahrt.
Problematisch war in der Vergangenheit die Wahl des „Supplements“ bei Reaktionsansätzen mit nicht-salinen Antikörpern. Unterschiedliche, nicht standardisierbare Reaktivität dieses Reagenz führte zu Schwierigkeiten bei der Anwendung von Gelatine-RL. Die Notwendigkeit zur Anwendung verschiedener Supplemente ist wissenschaftlich nicht zu begründen. Ein industriell hergestelltes, in der Wirksamkeit gleichbleibendes, serologisch standardisiertes „Supplement“ („Supplement-RL“) könnte für den Anwender nur vorteilhaft sein.
Insgesamt wäre damit auch den Forderungen insbesondere der Liga des Roten Kreuzes entsprochen, menschliches Blut (z. B. AB-Mischserum) dort für Laboratoriumszwecke nicht einzusetzen, wo es durch anderes Material ersetzt werden kann.

1.2.5. Technik

Blutgruppenserologische Prüfansätze werden heute auf Platten oder Objektträgern durchgeführt. Der Ansatz im Röhrchen erfolgt lediglich dann, wenn vor der Bewertung eine Zentrifugation notwendig ist bzw. wenn auch der Überstand beurteilt werden muß, wie beim Nachweis der hämolysierenden Alloantikörper.
Im angloamerikanischen Sprachraum werden vorwiegend Röhrchen zum Testansatz verwendet. In Europa sind dazu Platten üblich. Die Vorteile des Plattentests sind gut erkennbare Reaktionsausfälle, ausreichende Beschriftungsflächen und einfache Reinigung bei dem Nachteil der Eintrocknungsmöglichkeit des Reaktionsansatzes.
Im Bestreben zur Rationalisierung und insbesondere zum sparsamen Umgang mit Testseren konnten sich Mikromethoden wie das KAPA-Verfahren [56] oder der Mikrotitrator

nach TAKÀTSY nicht durchsetzen. Objektträger sind dagegen zur Ausführung, einschl. des Nachweises der Eigenschaften des AB0-Systems, weit verbreitet.
Das Arbeiten mit Sicherheitspipetten sollte aus hygienischen Gründen angestrebt werden.
Beim Auftropfen der Reaktionspartner wird stets zuerst das Serum (Testserum oder zu prüfendes Serum) getropft. Damit bleibt die visuelle Kontrolle erhalten, ob der Reaktionsansatz bereits komplett ist. An einer zuerst getropften Erythrozytensuspension ist nicht immer erkennbar, ob das Serum bereits im Tropfen enthalten ist.
Eine Ausnahme hierzu bildet der sog. Einstufen-Papain-Test, bei dessen Anwendung zuerst Erythrozyten mit Papain-Zystein-RL gemischt werden und das Testserum dann zugefügt wird (2.2.1.2.).
Die Regel, Seren stets „von links nach rechts", Erythrozytensuspensionen „von oben nach unten" zu tropfen, muß fester Bestandteil des Arbeitsablaufs sein, weil dadurch wesentliche Fehlerquellen ausgeschaltet werden.
Testseren und Testerythrozytensuspensionen sollen annähernd gleiche Tropfengröße haben. Die Durchmischung des Reaktionsansatzes muß vollständig durch geeignetes Schwenken der Platten bzw. Verrühren mit sauberen Glasstäben u. ä. herbeigeführt werden. Für jedes Serum und für jede Erythrozytensuspension (Prüf- und Testmaterial!) ist eine saubere Pipette zu verwenden.
Der Reaktionsansatz in „feuchter Kammer" erfordert das Einlegen der Platten in abgedeckte Schalen (Glas, Kunststoff o. ä.), die mit angefeuchtetem Filterpapier ausgelegt sind.

1.2.6. Beurteilung

Jeder Reaktionsansatz sollte im Vergleich mit den entsprechenden Kontrollen auf das Vorhandensein von Agglutinaten und/oder Zeichen der Hämolyse durch Betrachten des Überstandes und des Bodensatzes beurteilt werden. Hämolysen können als Folge der Antigen-Antikörper-Reaktion, aber auch durch unspezifische chemische und physikalische Einflüsse (Fehlerquellen!) in jedem Reaktionsansatz auftreten. Die Nichterkennung von Hämolysen kann schwerwiegende (Kreuzprobe!) falsch-negative Beurteilungen von Reaktionsansätzen zur Folge haben.
Die Beurteilung erfolgt grundsätzlich makroskopisch. Werden Agglutinate festgestellt, so stellt sich häufig die Frage, ob es sich um „Agglutinate" oder um „Pseudoagglutinate" („Geldrollenbildung") handelt. Die Differenzierung beider Formen ist makroskopisch nicht möglich. Die Betrachtung der frisch ausgestrichenen Agglutinate auf dem Objektträger ist unverzüglich (Vermeidung jeglicher Antrocknung!) mikroskopisch (Übersichtsvergrößerung) notwendig. Geldrollenbildungen, die makroskopisch mit 2 und stärker beurteilt werden, können auch mikroskopisch in sehr seltenen Fällen nicht sicher von Agglutinaten differenziert werden.
Die Wiederholung der Reaktion bzw. die Untersuchung in einer anderen Methode ist dann erforderlich. Nicht aussagekräftig ist die in Lehrbüchern häufig gegebene Empfehlung, bei Verdacht auf Geldrollenbildung dem Ansatz Kochsalzlösung zuzufügen. Pseudoagglutinate sollen sich dabei im Gegensatz zu Agglutinaten auflösen. Vor dieser Methode muß gewarnt werden, da die Unsicherheit der Beurteilung und die mögliche

Berichtigungen, die sich während des Druckes ergaben

Seite	Absatz	Zeile	muß es statt	richtig heißen
6, 12, 16, 19, 23, 27, 31, 32, 33, 34, 35, 37, 38, 39, 41			irreguläre Antikörper	irreguläre Alloantikörper
14		10	Papain-Zystein-RL	Papain-Cystein-RL
19		25	Natriumzitrat	Natriumcitrat
21	1.3.3.2.	8	5 °C	8 °C
21	1.3.3.2.	10	Zitrat- oder Zitrat-Phosphat-Stabilisatoren	Citrat- oder Citrat-Phosphat-Stabilisatoren
21	1.3.4.	6	Papain-Zystein-RL	Papain-Cystein-RL
21	1.3.4.	7/8	(Papain-RL und Papain-RL++)	(Papain-RL)
31	2.2.1.1.	18	Agglutinationsgrad 1	Agglutinationsgrad 2
32	2.2.1.2.	3	Zystein-RL	Cystein-RL
35		17	2—5 °C	2—8 °C
36	2.3.3.1.	17	secundär	sekundär
40	2.4.2.	13	Testplatten 1—3 oder im indirekten Antihumanglobulin-Test	Testplatten oder im indirekten Antihumanglobulin-Test
57	7.1.	19	Ethynoltechnik	Ethanoltechnik
59	8	1	2-Merkaptoäthanol	2-Merkaptoethanol

Konsequenz der Fehlbeurteilung (z. B. in der Kreuzprobe), d. h. Zuverlässigkeit der Methode und Auswirkung zu weit entfernt sind.
„Agglutinate" entstehen als Folge einer spezifischen Antigen-Antikörper-Reaktion, „Pseudoagglutinate" werden durch unspezifische physiko-chemische Vorgänge verursacht.
Möglichkeiten der routinemäßigen, „objektiven" Beurteilung des Agglutinationsgrades sind bei manuellen Methoden nicht gegeben. Obwohl blutgruppenserologische Prüfmethoden im Prinzip qualitative Reaktionen sind, d. h. als ja/nein-Entscheidung beurteilt werden, erweist sich die abgestufte Beurteilung des Agglutinationsgrades (1 bis 4) als zweckmäßig. Jeder Reaktionsansatz soll bei der Ablesung entsprechend protokolliert werden (negativ bzw. 1 bis 4). Dadurch werden bessere Vergleichsmaßstäbe bei Wiederholungsuntersuchungen gegeben. Andererseits können schwach positive Reaktionen Hinweise auf genetische (z. B. D^u) oder pathologische Varianten (z. B. unvollständige Alloantikörper bei Agammaglobulinämie) sein.
Bei der Charakterisierung von Antikörpern ist u. a. nicht nur der Titer bedeutungsvoll, sondern auch die Agglutinationsstärke in den einzelnen Verdünnungsstufen. Der Titer gibt die Verdünnung des Serums an, die mit den spezifischen Blutkörperchen noch die Reaktion 1 zeigt. Dabei ist der Zusatz der Blutkörperchensuspension zu berücksichtigen.

Beispiel: 1 Teil des unverdünnten Serums und 1 Teil der Erythrozytensuspension ergibt die Verdünnung 1:2 bzw. den Titer 1:2, wenn in dieser Verdünnung die Reaktion 1 als einzige Reaktion bei der Prüfung des Serums in einer Verdünnungsreihe auftritt.

Die Addition von Kennziffern, die den Agglutinationsstärken in verschiedenen Verdünnungsstufen zugeordnet werden, ergibt den Score-Wert eines Antikörpers [14]. Dieser Wert hat für Routineuntersuchungen keine Bedeutung, wohl aber für wissenschaftliche Fragestellungen oder bei der Auswahl geeigneter Seren zur Testserum-Herstellung.

1.3. Fehlerquellen

Blutgruppenserologische Prüfmethoden beruhen auf einem sehr logischen und für den Anfänger daher relativ leicht erfaßbaren Prinzip, der Antigen-Antikörper-Reaktion. Die Übertragung dieser gemeinsamen Grundlage auf die Anwendung in verschiedenen Techniken bei unterschiedlichen Blutgruppensystemen gelingt ihm ebenfalls noch ohne größeren Aufwand. Schwierigkeiten entstehen, wenn Abweichungen von den „normalerweise" erwarteten Reaktionsausfällen auftreten. Die Summe dieser Abweichungen kann man als „Fehlerquellen" bezeichnen. Tabelle 1 gibt eine Übersicht der praktisch relevanten Fehlerquellen blutgruppenserologischer Prüfmethoden.
Die mit allen Prüfmethoden verbundenen Fehlerquellen werden zusammenfassend dargestellt, während spezifische Fehlerquellen einer Methode im Zusammenhang mit dem Kommentar der Methode besprochen werden.

1.3.1. Zuordnung

„Zuordnung ist das Maß für die Identität von Probe, Befund und Person" [5]. Zuordnungsfehler sind durch Verwechslungen von Patienten und Material, durch Hör- und Schreibfehler, durch mangelhafte Identitätssicherung und durch Übertragungsfehler häufige Ursachen von Fehlbestimmungen.

Tabelle 1
Fehlerquellen bei blutgruppenserologischen Prüfmethoden

1.3.1. *Zuordnung*
- Verwechslung
- Beschriftung
- Identitätssicherung
- Dokumentation

1.3.2. *Untersuchungsmaterial*

1.3.2.1. Serum/Plasma
- Dys- bzw. Paraproteinämie
- Kontamination durch Arzneimittel
- Unvollständige Gerinnung
- Irreguläre Antikörper
- Hämolyse
- Antikörpermangel
- Bakterielle Verunreinigung

1.3.2.2. Erythrozyten
- Genetische und pathologische Abweichungen
- Zerstörung von Blutgruppeneigenschaften durch Enzym-Einwirkung
- Autoantikörper
- Zellgemische
- Polyagglutination
- Bakterielle Verunreinigung
- Chemische Verunreinigung

1.3.3. *Testmaterial*

1.3.3.1. Testseren
- Nichtbeachtung von Hinweisen des Herstellers
- Unzureichende Wirksamkeit (Alterung)
- Nicht deklarierte Begleitantikörper
- Bakterielle Verunreinigung

1.3.3.2. Testerythrozyten
- Hämolyse
- Überalterung
- Bakterielle Verunreinigung
- Chemische Verunreinigung

1.3.4. *Geräte und Reagenzien*
- Unsaubere (chemisch, Eiweiß) Glasgeräte
- Papain-Lösung
- Kochsalzlösung
- Supplement

Tabelle 1 (Fortsetzung)

1.3.5. *Nachweis*

1.3.5.1. Ausführung
- — Reaktionszeit, -temperatur und -milieu
- — Mischungsverhältnis von Erythrozytensuspension (evtl. mit Enzym) und Serum
- — Erythrozytenkonzentration
- — Eiweißfreiheit der Erythrozytensuspension zum Antihumanglobulin-Test
- — Enzym-Einstellung

1.3.5.2. Bewertung
- — Fehldeutung der Hämolyse-Reaktion („falsch-negativ“)
- — Fehldeutung von Agglutination und Pseudoagglutinaten
- — Fehldeutung von Gerinnseln
- — Nichterkennen des Agglutinates bei „Häutchenbildung“(Reaktion 4)
- — Fehlender oder falsch bewerteter Vergleich von Prüf- und Kontrollansatz

1.3.5.3. Protokollierung

1.3.5.4. Befund, Dokumentation

Die folgenden für den klinischen Bereich notwendigen Sicherungsmaßnahmen sind in der Rahmentransfusionsordnung [58] festgelegt:
- — Festlegung des Personenkreises, der Blutabnahmen für Blutgruppenbestimmungen und Kreuzproben vornehmen darf.
- — Beschriftung der Röhrchen nur am Bett des Patienten. Dabei Name, Vorname und Geburtsdatum erfragen und neben Abteilung und Station vermerken.
- — Auf dem Begleitschein sollte der Patient bestätigen, daß das im Röhrchen befindliche Blut von ihm stammt.
- — Bei bewußtlosen Patienten Vermerk dieser Tatsache und zusätzliche Sicherung durch sonstige Befundangabe.

Die Untersuchung nicht ausreichend gekennzeichneten Materials sollte vom Laboratorium abgelehnt werden.

Im Prozeß der Materialverarbeitung, vom Materialeingang bis zur Herausgabe des Befundes, ist durch Arbeitsordnungen festzulegen, daß jeder Arbeitsschritt der Übertragung von Angaben des Einsenders (Primär-Daten), der Kennzeichnung und Übertragung von Angaben des Untersuchers (Sekundär-Daten, wie „Labor-Nummer“ und „Laufende Nummer“) sowie der Befunderhebung und Befunddokumentation durch eine 2. Person kontrolliert wird. Abweichungen von dieser Verfahrensweise müssen begründete Ausnahmen (z. B. Bereitschaftsdienst) bleiben. Die für die einzelnen Arbeitsschritte verantwortlichen Mitarbeiter müssen aus der Protokollierung ebenfalls erkennbar sein. Dem transfundierenden Arzt muß entsprechend den gesetzlichen Festlegungen [45] unmittelbar vor bzw. bei Beginn einer Bluttransfusion der Befund über die Blutgruppenbestimmung des Empfängers und der Befund über die ordnungsgemäß durchgeführte Kreuzprobe vorliegen. Telefonische Durchsagen des Befundes sind als Grundlage zur Durchführung einer Bluttransfusion nicht zulässig.

1.3.2. Untersuchungsmaterial

1.3.2.1. Serum/Plasma

— Dysproteinämie (z. B. bei Leberzirrhose) oder Paraproteinämie (monoklonale Gammopathie) können die Bildung von Pseudoagglutinaten verursachen. Der gleiche Vorgang ist bei Kontamination des Serums/Plasmas mit Arzneimitteln (speziell infundierte Kolloide wie Dextran) möglich. Die Zusammenballung der Erythrozyten ist offenbar eine Folge der Viskositätserhöhung des Serums, verbunden mit einer Senkung des Zeta-Potentials der Erythrozyten. Es ist für den Untersucher daher die Kenntnis der Grundkrankheit ein wesentlicher Hinweis zur Erklärung von Fehlerquellen.
Von Bedeutung ist ebenfalls die Mitteilung an den Untersucher, daß größere Mengen einer kolloidalen Lösung in kurzer Zeit infundiert worden sind (Unfallpatienten!). Die Blutabnahme für serologische Untersuchungen sollte vor Anlegen derartiger Infusionen erfolgen.
Diese Reaktionen können bei jeder Untersuchung des Serums/Plasmas (AB0-System, Kreuzprobe, irreguläre Antikörper) auftreten. Bei Reaktionsansätzen im Supplementmilieu treten sie häufiger auf, im Antihumanglobulin-Test können sie ausgeschlossen werden, wobei dieser Test nicht für alle Fragestellungen (z. B. Nachweis der Alloantikörper „Anti-A" und „Anti-B") eingesetzt werden kann.
— Wird im Gerinnungsablauf gestörtes (frisches, heparinisiertes etc.) Serum verwendet, so kann die nachträglich in vitro einsetzende Gerinnung durch Bildung eines gallertigen Häutchens mit eingeschlossenen oder angelagerten Erythrozyten eine positive Reaktion vortäuschen.
— Der Zusatz von Reagenzien (1.3.5.2.) und die Wiederholung des Ansatzes zeigen dann eindeutige Reaktionsbilder.
— Irreguläre Antikörper können Schwierigkeiten beim Nachweis der Alloantikörper des AB0-Systems bereiten. Sie verursachen Agglutinationen in Ansätzen, die negativ bleiben müßten.
— Häufig vorkommende „unspezifische" Kälteantikörper können auch noch bei „Zimmertemperatur", besonders im Winter bei geöffnetem Fenster, die Ursache falsch-positiver Reaktionen sein.
— Hämolytisches Serum/Plasma erschwert das Erkennen von ablaufenden Hämolysen im Reaktionsansatz durch Wirkung der Antikörper Anti-A und Anti-B in hämolysierender Form (2.1.6.).
Falsch-negative Beurteilung ist möglich.
Muß hämolytisches Serum verarbeitet werden, so ist auf Veränderungen des Bodensatzes und *zunehmende* Hämolyse im Überstand besonders sorgfältig zu achten.
Fehlende oder unvollständig nachweisbare Alloantikörper können bei Säuglingen im 1. Lebensjahr, bei Greisen und bei Chimärismus ein physiologischer Befund sein. Fehlende Alloantikörper in Beziehung zum Lebensalter können ein wertvoller Hinweis auf das Vorliegen des Antikörpermangelsyndroms sein. Bei fehlenden oder unvollständigen Alloantikörpern kann der Major-Test in der Kreuzprobe falsch-negativ sein.

1.3.2.2. Erythrozyten

— Die Antigene des AB0-Systems und des Rh-Systems können unterschiedlich stark — bis zum völligen Fehlen im AB0-System beim „Bombay-Typ" — ausgeprägt sein. Neben diesen genetisch bedingten Varianten werden veränderte Agglutinationsreaktionen insbesondere bei Hämoblastosen und Infektionen beschrieben [18, 31].

— Durch Anwendung der Enzym-Technik werden einige Blutgruppenantigene (z. B. M, N, S, Fy^a) teilweise oder völlig dem serologischen Nachweis entzogen (inaktiviert). Dieses ist besonders bedeutungsvoll für die Anwendung der Enzym-Technik in der Kreuzprobe, aber auch bei der Prüfung auf irreguläre Antikörper.

— Erythrozytäre Autoantikörper können bei zusätzlicher Senkung des Zeta-Potentials der Erythrozyten z. B. durch Zusatz von Serum, Supplement oder Enzymbehandlung eine Agglutination der eigenen Erythrozyten (Autoagglutination) bewirken. Die auftretende Agglutination kann ein negatives Ergebnis des Reaktionsansatzes überdecken (= falsch-positive Beurteilung).

Die dabei wirksamen Autoantikörper sind am häufigsten Wärmeautoantikörper, wie sie bei hämolytischer Anämie, aber auch bei klinisch unauffälligen Personen gefunden werden [6]. Medikamentös induzierte Autoantikörper, in erster Linie vom Penicillin-Typ und vom α-Methyldopa-Typ, weniger vom Phenacetin-Typ, können ebenfalls Autoagglutination verursachen [49].

Fehlbestimmungen durch Kälteautoantikörper treten praktisch nicht auf, da ihre Wirksamkeit Kälteinkubation erfordert, die bereits zu makroskopisch sichtbaren Agglutinaten in der Erythrozytensuspension führt und damit von der Verwendung in der Prüfung ausschließt. Bei vorhandenen Autoantikörpern (positiver direkter Antihumanglobulin-Test!) sollten die Erythrozyten vor der Prüfung dreimal mit einer auf 37 °C—42 °C erwärmten Kochsalzlösung, wie im Teil „Allgemeines" der Methoden für den Nachweis erythrozytärer Autoantikörper angegeben, gewaschen werden. Bringt dieses nicht den gewünschten Erfolg, so sollte eine erneute Blutentnahme mit Zusatz von Natriumzitrat (3,13 g/100 ml) im Verhältnis 1:4 in silikonisierte Röhrchen und sofort anschließender Plasmaabtrennung nach Zentrifugation („körperwarm") und Waschung der Erythrozyten — wie oben angegeben — wiederholt werden [48]. Trotz aller Bemühungen können Schwierigkeiten der Prüfung bestehen bleiben, die zur Weiterleitung des Materials an ein Speziallaboratorium des Transfusionsdienstes veranlassen.

— Nicht selten müssen blutgruppenserologische Prüfungen an Blutproben durchgeführt werden, die zwei und mehr Erythrozytenanteile verschiedener genetischer Prägung, d. h. mit unterschiedlichen Blutgruppenantigenen, enthalten. Dieses wird nach Blutübertragungen beobachtet, wenn z. B. im AB0-System verträglich, aber nicht blutgruppengleich transfundiert wurde (z. B. Empfänger Blutgruppe AB erhält ein Erythrozytenkonzentrat des Spenders der Blutgruppe A bei fehlendem hämolysierendem Alloantikörper Anti-B (2.1.6.)). Typisch ist für diese Situation die Übertragung von Blut der Gruppe 0, Rh-negativ („Universal") auf Empfänger anderer Blutgruppen (z. B. Gruppe A, Rh-positiv) in lebensbedrohlichen Situationen. Bei der nach derartigen Transfusionen notwendigen Bestimmung der Erythrozytenantigene (AB0-System oder Rh-System) findet man in entsprechenden Prüfansätzen die „gemischte Agglutination", d. h. Agglutinate neben nicht agglutinierten Erythrozyten.

In sehr seltenen Fällen sind derartige Reaktionen auch ohne vorausgegangene Transfusion bei „Blutgruppenchimären" als Folge des Übertritts von Primordialerythrozyten durch Gefäßanastomosen der Plazenten zweieiiger Zwillinge möglich [15].

— Die Polyagglutination wird zunehmend häufiger beschrieben, obwohl sie als Fehlerquelle der blutgruppenserologischen Prüfung ausgesprochen selten ist. Polyagglutination ist die Folge mikrobieller oder anderer auf Erythrozyten *in vivo* einwirkender

Faktoren, wodurch diese Erythrozyten von sehr vielen oder allen Normalseren in vitro agglutiniert werden können.
Polyagglutinationsphänomene können nach der Entstehung und dem unterschiedlichen Reaktionsvermögen weiter differenziert werden [49]. Der Verdacht auf das Vorliegen einer Polyagglutination besteht, wenn reproduzierbar auch an frisch entnommenem Blut die Agglutination der Erythrozyten in praktisch allen Seren auftritt. Prüfungen der Blutgruppeneigenschaften in einem Speziallabor des Transfusionsdienstes können erforderlich werden.

— Die Panagglutination tritt bei der Prüfung wie die Polyagglutination in Erscheinung. Sie ist aber auf bakterielle oder chemische Einflüsse *in vitro* zurückzuführen. Bakterielle Verunreinigung des entnommenen Blutes und Aufbewahrung über längere Zeit bei höheren Temperaturen (Postweg der Einsendung im Hochsommer!) sind die häufigsten Ursachen. Die Panagglutination ist durch wiederholte Blutentnahme bei Verhütung bakterieller Kontamination und Keimvermehrung vermeidbar. Durch Einwirkung von Neuraminidase, die von verschiedenen Keimspezies gebildet wird, reagiert ein freigelegter T-Rezeptor an den Erythrozyten mit dem entsprechenden Anti-T-Antikörper, der in jedem Normalserum vorhanden ist.
Trotz immer wiederkehrender Beschreibung der Panagglutination in Lehrbüchern besitzt sie als Fehlerquelle praktisch keine Bedeutung (mehr?). Möglicherweise ist das außerordentlich seltene Vorkommen, repräsentative Zahlenangaben sind nicht bekannt, bereits eine Folge entsprechender Entnahme —, Transport —, und Untersuchungstechnik.

1.3.3. Testmaterial

1.3.3.1. Testseren

— Testseren auch gleicher Spezifität können abhängig vom serologischen Reaktionsvermögen (saline, nicht-saline Antikörper; Titer, Avidität) und von der handelsüblichen Herstellung (z. B. Verdünnungsmedien), unterschiedlich reagieren. Angaben des Herstellers auf der Gebrauchsanweisung sind daher genau zu beachten. Sie beziehen sich meistens auf
  — das zu wählende Suspensionsmedium für Erythrozyten,
  — das Lösungsmittel bei lyophilisierten Testseren,
  — die Verwendungsmöglichkeit im Papain- oder Antihumanglobulin-Test und
  — die zu wählende Methode mit der entsprechenden Reaktionszeit und -temperatur.

— Insbesondere bei Nichtbeachtung der Lagerungsbedingungen und der maximalen Lagerungsfristen, können Qualitätsverluste (Spezifität, Titer, Avidität) eintreten. Kontrolluntersuchungen am Prüfungstag sind unerläßlich. Eine Besonderheit des Qualitätsverlustes insbesondere bei lyophilisierten Testseren (spez. Anti-D) ist das Auftreten einer Prozone nach Lagerung [48]. Diese bedeutet keine oder abgeschwächte Reaktionen im unverdünnten oder wenig verdünnten Testserum, die mit zunehmender Verdünnung stärker werden.

— Monospezifische Testseren (z. B. Anti-D) müssen häufig aus Seren mit verschiedenen Antikörperspezifitäten durch Absorption und Verdünnung hergestellt werden. Solche zum Zeitpunkt der staatlichen Prüfung monospezifischen Seren können im Laufe der

Lagerung wieder andere als die deklarierte Spezifität (z. B. Anti-C neben Anti-D) aufweisen.

— Die bakterielle Verunreinigung mit der Möglichkeit zum Qualitätsverlust des Testserums soll stets bedacht werden und im Umgang (sterile Pipetten) und in der Aufbewahrung (bei 2 bis 8 °C auch zwischen Arbeitsgängen) berücksichtigt werden.

1.3.3.2. Testerythrozyten

— Testerythrozytenaufschwemmungen werden, unabhängig von der bisherigen Aufbewahrung (mit oder ohne konservierenden Zusatz, Tieftemperaturkonservierung) täglich frisch durch Waschen und Suspendieren hergestellt.
Zeichen von Hämolyse in der Testerythrozytenaufschwemmung schließen die Anwendung aus.

— Die Antigenstärke der Blutgruppeneigenschaften ist u. a. vom Alter und der Konservierungsart der Erythrozyten abhängig. Nativblut sollte bei Lagerung von 2 °C bis 5 °C nicht länger als eine Woche zur Herstellung von Testerythrozytenaufschwemmungen verwendet werden. Bis zu 6 Wochen ist die Verwendung möglich, wenn zur Konservierung spezielle Zitrat- oder Zitrat-Phosphat-Stabilisatoren mit Zusatz von Adenin und Guanosin angewendet worden sind [4].

— Die tägliche Entnahme der benötigten Erythrozyten soll mit einer sterilen Pipette erfolgen. Die Aufbewahrung des Testblutes bei 2—8 °C ist notwendig, um Keimvermehrung und evtl. folgende Panagglutinabilität der Testerythrozyten zu vermeiden. Optimal ist die Konservierung von Testerythrozyten in dem Tagesbedarf angepaßten Mengen.

— Durch chemische Verunreinigungen (Seifen, Säuren, Elektrolyte etc.) sind Hämolysen und Veränderungen der Agglutinabilität möglich.

1.3.4. Geräte und Reagenzien

— Nicht ausreichend gereinigte Arbeitsgeräte (Chemikalien, Eiweiß, Aqua dest.), die sich im unmittelbaren Kontakt mit Serum oder Erythrozyten befinden, können die Ursache unspezifischer Hämolysen und Agglutinationen sein. Verunreinigungen durch Eiweiß können aber auch zu falsch-negativen Ergebnissen im Antihumanglobulin-Test führen.

— Bei der Herstellung der Papain-Reaktionslösungen (Papain-RL^{+} und Papain-Zystein-RL) muß die Wirksamkeit des Papains in den Reaktionslösungen (Papain-RL und Papain-RL^{++}) vorher ausgetestet werden. Die für die Prüfansätze der Routine notwendige Reaktionslösung ist jedoch eine Mischung verschiedener Lösungen, die durch Konzentrations- und Mischungsfehler die Wirksamkeit beeinflussen können. Hämolysen, aber auch „falsch-negative" oder „falsch-positive" Ergebnisse können die Folge sein. Wirksamkeitsverluste treten auch bei unsachgemäßer Lagerung ein.

— Wesentliche Abweichungen in der Konzentration der Kochsalzlösung, eine sicher außerordentlich seltene Fehlerquelle, können Hämolysen, aber auch Agglutinationen fördern.

1.3.5. Nachweis

1.3.5.1. Ausführung

— Reaktionszeit, -temperatur und -milieu sind für Routinebedingungen auf ein Optimum eingestellt. Nichteinhaltung durch den Hersteller gegebener Hinweise zur Methodik bedeutet wesentliche Fehlerquellen. Bei Abweichungen spielen sicher zwei Gesichtspunkte in der Praxis die wesentliche Rolle.
  a) Die bewußte Abweichung, weil der Untersucher zur zeitlichen Beschleunigung (Verkürzung der Reaktionszeiten!) der blutgruppenserologischen Untersuchungen bei klinisch dringlichen Situationen gedrängt wird. Es gibt keine Ausnahmeregelung zur Variation der Methode! Dem Kliniker stehen andere Möglichkeiten ohne serologische Voruntersuchung zur Transfusion in lebensbedrohlicher Situation zur Verfügung.
  b) Die unbewußte Abweichung, weil der Untersucher über keine gemessenen oder über falsche Werte der Reaktionszeit und -temperatur verfügt. Meßgeräte müssen vorhanden sein und hinsichtlich der Funktion regelmäßig überprüft werden. Beim Ansatz großer Untersuchungsreihen muß die verlängerte Reaktionszeit und die evtl. veränderte Reaktionstemperatur während der Beurteilung berücksichtigt werden.

  Beachtet werden sollte auch die mögliche Temperaturdifferenz von 20 °C und mehr zwischen Sommer und Winter an einem Arbeitsplatz bei geöffnetem Fenster.
— Im Reaktionsansatz sind annähernd gleichgroße Tropfen des Testserums und der Erythrozytenaufschwemmung (ggf. auch der Papain-Reagenzlösung) zu mischen. Tropfenzähler sind nicht erforderlich. Veränderte Mischungsverhältnisse können zu falsch-negativen, seltener zu falsch-positiven (relativ große Menge Papain-Reaktionslösung) Reaktionen führen.
— Große Abweichungen von der vorgeschriebenen Erythrozytenkonzentration sind die Ursache falsch-negativer Bewertung. In zu niedrigen Konzentrationen bilden sich evtl. nur vereinzelte, sehr kleine Agglutinate. Bei zu hoher Erythrozytenkonzentration kann die Agglutinatbildung ausbleiben bzw. gebildete Agglutinate werden in der insgesamt sehr dichten Suspension des Ansatzes übersehen. Zu hohe Erythrozytenkonzentration bewirkt häufig Pseudoagglutinationen und ist damit eine falsch-positive Fehlerquelle. Die Gefahr falscher Bewertung ist bei der Anwendung zu niedriger Erythrozytenkonzentration insgesamt kleiner.

  Von ganz besonderer Bedeutung ist die genaue Einstellung der Erythrozytenkonzentration auf 5% bei allen Kontrollerythrozyten und den in der Kreuzprobe benötigten Erythrozytensuspensionen. Zum Nachweis der Erythrozytenantigene des AB0-Systems und des Rh-Systems, beim Prüfen mit bekannten Antikörpern, wird die Dichte der Erythrozytenaufschwemmung häufig noch im Dichtevergleich mit exakt eingestellten Suspensionen hergestellt. Der ständige und unmittelbare optische Vergleich muß durch geeignete Organisation des Routineablaufs gewährleistet werden. Die durch Messung hergestellte Suspension ist generell anzustreben.
— Spezielle Fehlerquellen des Antihumanglobulin- und des Papain-Tests werden im Zusammenhang mit den entsprechenden Methoden besprochen.

1.3.5.2. Bewertung

— Jeder Reaktionsansatz muß auf das Vorhandensein oder Nichtvorhandensein von Agglutinaten *und* auf Zeichen der Hämolyse bewertet werden. Staatlich geprüfte Testseren dürfen keine Hämolyse verursachen.
Bei der Prüfung von Serum/Plasma (Nachweis der Alloantikörper des AB0-Systems, Nachweis irregulärer Antikörper, Kreuzprobe) kann im Reaktionsansatz auftretende Hämolyse Ausdruck einer Antigen-Antikörper-Reaktion sein, jedoch fälschlich als negativ bewertet werden. Bei Verdacht auf Hämolyse muß der Reaktionsansatz mit inaktiviertem Serum (Erhitzung auf 56 °C ± 1 K 30 min im Wasserbad) wiederholt werden. Im Wiederholungsansatz sind dann nach Inaktivierung des Komplements Agglutinate vorhanden, wenn die Hämolyse im ersten Ansatz Folge einer Antigen-Antikörper-Reaktion war. Die Differenzierung gegenüber anderen, unspezifischen Ursachen der Hämolyse (chemisch, Überalterung des Blutes, thermisch u. ä.) ist damit möglich.
Hämolysierende Antikörper werden am häufigsten im AB0-, Lewis-, P- und Kidd-System nachgewiesen.
— Über die Entstehung und Bedeutung der Pseudoagglutinate wurde in den Abschnitten 1.2.6. und 1.3.2.1. ausgesagt. Bei der Differenzierung der Pseudoagglutinate von Agglutinaten werden häufiger Pseudoagglutinate als Agglutinate fehlgedeutet. Dieser Sachverhalt hat, unabhängig von der Methode, unterschiedliche praktische Konsequenzen. Werden z. B. in der Kreuzprobe fälschlicherweise „Agglutinate“ festgestellt, so wird nicht transfundiert. Erneuter Arbeitsaufwand ist notwendig, die Transfusion wird verzögert. Fälschlicherweise festgestellte Agglutinate beim Nachweis irregulärer Antikörper im Serum einer Schwangeren können zur Verhinderung der Immunprophylaxe des M.h.n. führen und damit erst die Immunisierung ermöglichen.
— Bei gestörtem oder noch nicht beendetem Gerinnungsablauf im Untersuchungsmaterial können Gerinnungsvorgänge (1.3.2.1.) im Reaktionsansatz die Bewertung stören und Ursache insbesondere „falsch-positiver“ Beurteilungen sein. Zur Ausschaltung dieser Fehlerquellen wird empfohlen:
  a) Frisches Patientenblut: Inkubation von 10 min bei 37 °C ± 1 K im Brutschrank.
  b) Blutproben von heparinisierten Patienten: Zusatz von Protaminsulfat (1 Tropfen Protamin VEB Berlin Chemie (10 mg/ml) zu 5 ml Blut, 10 min bei 37 °C ± 1 K inkubieren).
  c) Blutproben bei sonst gestörtem Gerinnungsablauf: Zusatz von Thrombin (0,1 ml Gebrauchslösung des Thrombins AWD 250 zu 1 bis 2 ml Plasma, entsprechend 15 NIH-E Thrombin).
— Wird ein Reaktionsansatz bewertet, so betrachtet man zunächst Überstand (Hämolyse!) und Bodensatz (Fläche, Begrenzung, Struktur) getrennt. Der Geübte erkennt die Agglutination im Ansatz in der Regel bereits am Bodensatz, bevor sich durch vorsichtiges und gleichmäßiges Schwenken der Bodensatz abhebt und im Überstand beurteilt werden kann. Die Betrachtung soll gegen einen weißen Untergrund erfolgen. Beleuchtete Milchglas-Einsätze in den Tischplatten haben sich dazu sehr bewährt.
Der Übergang von der Antikörperbindung, der ersten Phase der Antigen-Antikörper-Reaktion, zur Agglutination, der zweiten Phase der Antigen-Antikörper-Reaktion, ist fließend. Der Erkennbarkeit weniger, sehr kleiner Agglutinate sind objektive (Auflösungsvermögen des Auges) und subjektive (Übung, Konzentration) Grenzen

gesetzt. Sicher gibt es noch Zwischenstufen des Agglutinationsgrades zwischen „negativ“ und „1“. Bei geringstem Zweifel an der negativen Reaktion sollte durch Wiederholungsuntersuchung evtl. in empfindlicherer Methode eine Klärung herbeigeführt werden.
Durch zu starkes Schwenken können kleinere Agglutinate leicht zerschlagen werden. Es ist daher ein grober Fehler, wenn die Reaktionsansätze zunächst geschwenkt und *danach* erst bewertet werden. Schwenken und Beurteilung müssen *gleichzeitig* erfolgen. Diese Verfahrensweise ist unabhängig von der Technik (Platte, Objektträger oder Röhrchen). Große Untersuchungsreihen z. B. auf einer Glasplatte haben den Nachteil, daß die Beurteilung nicht aller Reaktionsansätze beim Schwenken gleichzeitig möglich ist.

— Das am Boden des Reaktionsträgers fest haftende Häutchen des Agglutinationsgrades 4 kann vom weniger Geübten fälschlicherweise als „negativ“ beurteilt werden.
— Prüfansätze sind stets im Vergleich mit den entsprechenden Kontrollansätzen zu bewerten. Erst dabei gelingt häufig das Erkennen einer Hämolyse, oder die Differenzierung der erwarteten oder möglichen Agglutination von anderen Formen der Agglutination (Pseudo-, Pan-, Polyagglutination).

1.3.5.3. Protokollierung

— Blutgruppenserologische Untersuchungen müssen protokolliert sein. Entsprechende Vordrucke (z. B. Tagebuch Blutgruppenserologie des VV Freiberg, Außenstelle Dresden, 2144) sind zu verwenden. Die Protokollierung muß alle wesentlichen Daten über das Untersuchungsmaterial (wie Untersuchungsdatum, laufende Nummer des Tages, Einsender, Namen und Geburtsdatum) sowie über die durchgeführten Untersuchungen einschließlich der Angabe der Agglutinationsstärken und der Bewertung der Kontrollansätze enthalten.
Die für wesentliche Arbeitsgänge Verantwortlichen müssen ebenfalls in der Protokollierung erfaßt sein. Die Protokollierung muß die lückenlose Rekonstruktion des Arbeitsganges einschließlich der beteiligten Personen ermöglichen.

1.3.5.4. Befund, Dokumentation

— Die Befunde der Blutgruppenbestimmung sollen zur zweifelsfreien Verständigung durch Stempelaufdruck herausgegeben werden. Die Schreibweise wird im Zusammenhang mit der jeweiligen Bestimmung dargestellt. Es ist anzustreben, daß möglichst alle ordnungsgemäßen Bestimmungen der Blutgruppe des AB0-Systems und des Rh-Faktors (D/d) im Nothilfepaß dokumentiert werden. Zur Realisierung dieser Zielstellung sind die jeweils geltenden Festlegungen des Ministeriums für Gesundheitswesen verbindlich.

2. Methoden

2.1. AB0-System

2.1.1. Allgemeines

Das AB0-System ist das zuerst entdeckte Blutgruppensystem mit der auch heute noch größten praktischen Bedeutung.
Die einheitliche Schreibweise für den Befund und die Dokumentation (siehe 1.3.5.4.) mit den bei uns etwa vorliegenden Häufigkeiten (in %) sind in Tab. 2 dargestellt.
Im Gegensatz zu allen anderen Blutgruppensystemen ist die „Blutgruppe" im AB0-System durch den Nachweis der Blutgruppeneigenschaft an den Erythrozyten (Antigene) *und* den Nachweis der regelmäßig vorkommenden Serumeigenschaften (Alloantikörper) charakterisiert. Der Nachweis beider Eigenschaften ist heute auch international zur Bestimmung der Blutgruppe üblich [3.47].
Im Arbeitsablauf sind daher 3 voneinander getrennte Arbeitsgänge notwendig:
— Kontrollversuch der zu verwendenden Testerythrozyten und -seren
— Nachweis der Erythrozytenantigene
— Nachweis der Alloantikörper

Tabelle 2
Einheitliche Schreibweise und Häufigkeit (in %) der Blutgruppen des AB0-Systems

Schreibweise	Häufigkeit (Richtwert)
A	44
0	38
B	13
AB	5

2.1.2. Kontrollversuch

Vor dem Nachweis der Antigene und der Alloantikörper sind die dazu notwendigen Blutgruppentestseren und die Testerythrozyten am Tage der Anwendung zu prüfen. Als Kontrollversuch ist dabei nicht nur der Ansatz der Testerythrozyten im antikörperfreien Medium (AB-Mischserum oder Natriumchloridlösung) zu sehen, sondern auch der Ansatz des Testserums mit Testerythrozyten, die das homologe Antigen nicht besitzen (z. B. Anti-A mit Testerythrozyten 0 und B). Die Agglutination der Stärke 3 nach 10 min muß gefordert werden, da sonst schwache Eigenschaften (z. B. A bei AB insbesondere bei Neugeborenen) nicht erkannt werden.
Die Sicherheit der Prüfungen wird weiter erhöht, wenn zur Kontrolle der Testseren noch zusätzlich Erythrozyten der Blutgruppe A_2B eingesetzt werden.

2.1.3. Nachweis der Erythrozytenantigene des AB0-Systems

Antigene ändern sich mit sehr seltenen Ausnahmen im Laufe des Lebens nicht. Sie sind bei Neugeborenen jedoch noch nicht voll entwickelt. Blutgruppenbestimmungen innerhalb des 1. Lebensjahres besitzen nur für jeweils aktuelle Behandlungssituationen Geltung. Die Dokumentation der Blutgruppe sollte daher nicht vor Vollendung des 1. Lebensjahres erfolgen.

2.1.3.1. Ausführung und Kontrolle (Plattentest)

Der Plattentest wird wegen seiner Vorteile am häufigsten angewendet. Die Reaktionszeit von 20 min gegenüber 10 min im Kontrollversuch ist notwendig, um auch schwache Varianten der Antigene zu erfassen. Auf den Kontrollansatz im antikörperfreien Medium darf zum Ausschluß einer Vielzahl von Fehlerquellen nicht verzichtet werden. Schwache Agglutinationen (1) sollen in der Wiederholung überprüft werden, wobei der Röhrchentest besonders zu empfehlen ist.
Die Anwendung des Testserums „Anti-A und Anti-B“ neben den Testseren „Anti-A“ und „Anti-B“ dient insbesondere der Erfassung schwacher A-Eigenschaften aber auch zur Qualitätskontrolle der Prüfung.

2.1.3.2. Ausführung und Kontrolle (Röhrchentest)

Der Röhrchentest ist empfindlicher als der Plattentest und eignet sich besonders zum Nachweis schwacher Antigene, d. h. bei nicht eindeutigen Reaktionsausfällen im Plattentest. Er soll weiterhin immer dann zusätzlich als 2. Methode angewendet werden, wenn Alloantikörper fehlen oder unvollständig sind.
Neben den allgemeinen Nachteilen der Röhrchenmethode (1.2.5.) ist die lange Reaktionszeit von 60 min bei dringlichen Transfusionsvorbereitungen problematisch. Neben der üblicherweise makroskopischen Bewertung ist auch die mikroskopische Beurteilung in einem ausgezogenen frischen Tropfen ohne Abdeckung in der Übersichtsvergrößerung möglich. Beurteilungen müssen auch hier immer gleichzeitig an der negativen Kontrolle erfolgen.

2.1.4. Nachweis der Alloantikörper des AB0-Systems im Serum oder Plasma

Die Alloantikörper Anti-A und Anti-B sind sogenannte natürliche Antikörper, weil sie ohne nachweisbare Antigenzufuhr entstehen. Die mit den Erythrozyten verträglichen Antikörper sind regelmäßig vorhanden, die unverträglichen fehlen (LANDSTEINERsche Regel).
Abweichungen und andere Fehlerquellen der Bestimmung sind in 1.3.2.1. beschrieben. Sicher ist, daß der Titer der Alloantikörper mit dem Lebensalter Veränderungen unterliegt. Alloantikörper des Neugeborenen sind nicht ausschließlich „Leihantikörper“ der Mutter, da auch mit den Erythrozyten der Mutter unverträgliche Antikörper im Blut des Neugeborenen nachgewiesen werden können. Der sichere Nachweis vom Säugling gebildeter Alloantikörper gelingt erst etwa nach dem 6. Lebensmonat. Über das Maximum der Antikörperbildung bestehen keine einheitlichen Angaben. Nach THOMSEN und KETTEL (1929!) [57] liegt es zwischen dem 5. und 10. Lebensjahr, nach FURUHATA und EGUCHI (1955, Japan!) [16] um das 30. Lebensjahr. Einigkeit besteht darüber, daß die Antikörper etwa ab dem 70. Lebensjahr eine starke Abnahme, „serologische Involution“, zeigen.

Neben den „regulär" vorkommenden Alloantikörpern können im AB0-System irreguläre Antikörper der Spezifität Anti-A_1 oder Anti-H („Anti-A_2") vorkommen. Die Häufigkeit von Anti-A_1 beträgt für die Blutgruppe A_2 etwa 5%, für die Blutgruppe A_2B etwa 30%. Der Nachweis von Anti-H („Anti-A_2") bei der Blutgruppe A_1 und der Blutgruppe A_1B gelingt wesentlich seltener. Anti-H richtet sich gegen die „heterogenetische Grundsubstanz", die in unterschiedlichen Mengen Bestandteil der Erythrozyten aller Gruppen des AB0-Systems ist. A_1 und A_1B-Erythrozyten enthalten jedoch keine oder außerordentlich geringe Anteile.
Der reguläre Antikörper „Anti-A" agglutiniert A_1- *und* A_2-Erythrozyten, die irregulären Antikörper Anti-A_1 nur A_1-Erythrozyten und Anti-H („Anti-A_2") in der gewählten Versuchsanordnung nur A_2- und 0-Testerythrozyten, nicht dagegen A_1-Testerythrozyten.
Die Anwendung der Testerythrozyten A_1 und A_2 zum Nachweis der Antikörper dient der Feststellung irregulärer Antikörper Anti-A_1 und Anti-H, sowie der gleichzeitigen Differenzierung dieser Antikörper gegenüber regulärem Anti-A. Dieses hat folgende praktische Konsequenz:
Zum Nachweis der Antigene des AB0-Systems kann beim Vorliegen sehr schwacher A-Eigenschaften, insbesondere bei der Blutgruppe AB, die Agglutination mit „Anti-A" sehr schwach oder negativ ausfallen, positiv dagegen mit „Anti-B" und „Anti-A und Anti-B". Der Reaktionsausfall wäre für die Blutgruppe B typisch. Werden in dieser Situation zum Nachweis der Alloantikörper nur A_1- oder A_2-Testerythrozyten verwendet, so tritt bei Vorliegen eines irregulären Antikörpers eine Agglutination ein, die fälschlicherweise als „Anti-A" gedeutet wird. Die Blutgruppe wird nach Übereinstimmung von Antigenen und Alloantikörpern als „B" herausgegeben. Beim Reaktionsansatz mit A_1- *und* A_2-Erythrozyten veranlaßt der positive Ausfall mit nur einer dieser Suspensionen (irregulärer Antikörper!) sofort die Überprüfung der Antigene unter Einschluß der Röhrchenmethode.
Diese irregulären Antikörper sind Kälteantikörper und agglutinieren in der Regel bei Temperaturen etwa zwischen 18 °C und 25 °C.

2.1.4.1. Ausführung und Kontrolle

Die Prüfung erfolgt im Plattentest. Entspricht der Nachweis der Alloantikörper nicht der LANDSTEINERschen Regel (Fehlen von Antikörpern oder unvollständiger Nachweis) bzw. sind Reaktionsausfälle zweifelhaft, so soll der Wiederholungsansatz unter Einschluß des Röhrchentests durchgeführt werden.
In seltenen Fällen ist beim „Fehlen" der Antikörper auch an das Prozonen-Phänomen zu denken. Der Nachweis gelingt dann mit einer Verdünnung des zu untersuchenden Serums in Kochsalzlösung (Verdünnung z. B. 1:10).

2.1.5. Nachweis der Stärkegrade A_1 und A_2 des Erythrozytenantigens A

Innerhalb der zunächst scheinbar einheitlichen Blutgruppeneigenschaft A beschrieben von DUNGERN und HIRSZFELD 1911 zwei differenzierbare Gruppen, die später als A_1 und A_2 bezeichnet wurden. Beide Gruppen unterscheiden sich quantitativ durch den Gehalt an chemisch identischer A- und H-Substanz. Die Gruppe A_1 enthält ausschließlich

A-Substanz und keine H-Substanz, die Gruppe A_2 enthält weniger A-Substanz jedoch daneben auch H-Substanz. Neben diesen typischen Differenzen des Substanzgehaltes, die auch die Grundlage für den Nachweis bilden, gibt es fließende Übergänge in den Verschiebungen der Relationen von A- und H-Substanzmengen. Dadurch sind sog. Intermediärtypen (A^i) zwischen A_1- und A_2-Eigenschaften zu erklären.
Die Eigenschaft A_1 hat eine Häufigkeit von ca. 80%, A_2 von ca. 20% innerhalb der Gruppe A (oder AB). Die Schreibweise ist wie folgt: A_1 oder A_2 (bzw. A_1B oder A_2B). Intermediärtypen werden nach der Reaktion protokolliert, jedoch als A_1 oder A_2 auf dem Befund herausgegeben. Die Zahl festgestellter A-Typen ist wesentlich größer (A_3, A_4, A_5, A_m, A_o, A_x etc.), jedoch besitzen sie keine Bedeutung für den Geltungsbereich der Methoden des 2. AB—DDR (D.L.).
Der Nachweis der Eigenschaften A_1 und A_2 ist von Bedeutung

— zur Auswahl geeigneter Testerythrozyten zum Nachweis der Alloantikörper des AB0-Systems (2.1.4.) und
— in seltenen klinischen Problemfällen, wenn bei Vorliegen eines irregulären Antikörpers Anti-A_1 oder Anti-H der A-Typ (A_1 oder A_2) bei Spender und Empfänger gleich sein sollte.

2.1.5.1. Ausführung und Kontrolle

Zur Testung steht aus dem Blut von Menschen oder Tieren hergestelltes „Blutgruppentestserum Anti-A_1", oder aus geeigneten Pflanzensamen durch Extraktion hergestelltes „Blutgruppentestreagenz Anti-A_1" und „Blutgruppentestreagenz Anti-H" zur Verfügung.
Die Beachtung der jeweiligen Gebrauchsanweisung ist außerordentlich wichtig, da alleine durch Verlängerung der angegebenen Reaktionszeit z. B. mit Anti-A_1, Erythrozyten der Gruppe A_2 zunehmend stärker agglutiniert werden. „Fehlbestimmungen" sind insbesondere im Bereich der intermediären Typen möglich. Als Testerythrozyten sollen nur eindeutig reagierende Blute des Typs A_1 oder A_2 verwendet werden.

2.1.6. Nachweis der Allohämolysine „Anti-A" und „Anti-B"

Zur Auswahl von Personen, die als „Universalspender" geeignet sind, und im Zusammenhang mit der Herstellung von Human-Plasma zur Anwendung am Menschen (z. B. Human-Trockenplasma (2. AB—DDR)) werden Bestimmungen der hämolysierenden Alloantikörper des AB0-Systems erforderlich. Darüber hinaus wird diese Untersuchung auch im Rahmen der serologischen Diagnostik des Morbus haemolyticus neonatorum im AB0-System durchgeführt.
Die Differenzierung von agglutinierenden und hämolysierenden Alloantikörpern des AB0-Systems ist problematisch. Die Zahl der verschiedenen angegebenen Techniken zum Nachweis der Hämolysine ist außerordentlich groß, ebenso groß sind die Differenzen der Angaben über die Häufigkeit hämolysierender Alloantikörper im AB0-System. Nach Prokop und Uhlenbruck [42] ist „eine strenge Unterscheidung zwischen agglutinierenden und hämolysierenden Alloantikörpern rein konventionell auf eine bestimmte Labortechnik mit bestimmter Reaktionszeit zu beziehen". Im Prinzip den gleichen Standpunkt

vertritt SPIELMANN [52] wenn er schreibt, daß „es kaum ein Serum gibt, das im strengen Sinne lysinfrei ist".
POLLEY, ADINOLFI und MOLLISON [41] fanden in ungefähr 90% der 0-Seren hämolysierende Anti-A Antikörper, wenn das Serum-Zellverhältnis 40:1 betrug. Bei einem Verhältnis von 200:1 erwiesen sich alle 0-Seren als hämolytisch aktiv. Ebenso fand GRUNDBACHER [21] in 95% der 0-Seren Anti-A Hämolysine.
Mit der Standardisierung der Nachweistechnik sollten die Untersuchungsergebnisse verschiedener Untersucher vergleichbar werden. Erforderlich wäre, daß die pathogenetisch bedeutungsvollen Alloantikörper des AB0-Systems an der hämolysierenden Wirkung in vitro erkannt werden. Hier wird die Wertschätzung jeder angegebenen Technik zum Nachweis der hämolysierenden Alloantikörper jedoch wesentlich eingeschränkt, da ausreichende experimentelle Untersuchungsergebnisse zum Vergleich der hämolysierenden Wirksamkeit in vitro und der Wirkung dieser Antikörper in vivo nicht vorhanden sind. Durch die angegebene Technik des 2. AB—DDR (D.L.) werden bei ca. 20—25% unausgewählter Blutspender der Blutgruppe 0 hämolysierende Alloantikörper nachgewiesen. Im Vergleich mit den Untersuchungstechniken anderer Autoren, in Auswertung serologisch nachuntersuchter Transfusionsstörungen [34] und unter Berücksichtigung eigener Erfahrungen mit mehr als 100000 Transfusionen von Universalplasma und Universalspender-Vollblut muß angenommen werden, daß mit der angegebenen Technik die pathogenetisch bedeutungsvollen Alloantikörper des sog. gefährlichen Universalspenders erfaßt werden.

2.1.6.1. Ausführung und Kontrolle

Hämolyse ist komplementabhängig und es muß daher, wenn kein Komplement zugesetzt wird, mit frischem, maximal 48 h altem, bei 2 bis 8 °C aufbewahrtem Serum geprüft werden. Die Reaktion ist so eingestellt, daß erst „Totalhämolyse" als positiv bewertet wird, nicht dagegen Teilhämolyse. Ein geringer Bodensatz (insbesondere Stroma) darf vorhanden sein.

2.2. Rh-System

Bei Untersuchungen über gemeinsame Partialantigene an Menschen und Affen entdeckten LANDSTEINER und WIENER 1940 [28] den Rhesusfaktor. Mit diesem zuerst entdeckten Faktor, unser heutiges „D", wurde eine bedeutungsvolle Entwicklung der Blutgruppenforschung eingeleitet. Die klinische Relevanz dieses Faktors für die hämolytische Transfusionsstörung wurde ebenfalls 1940 durch WIENER und PETERS [60] beschrieben. Der von LEVINE und STETSON bereits 1939 [29] publizierte Zusammenhang eines bisher unbekannten Blutgruppenmerkmals mit dem Morbus haemolyticus neonatorum erwies sich später auch als Folge einer Immunisierung im Rh-System. In den Folgejahren wurde eine Vielzahl weiterer Antigene entdeckt, deren Gemeinsamkeit die Grundlage des umfassenden Rhesus-Systems bildet. Differente Auffassungen zur Vererbung der Faktoren im Rh-System finden ihren sichtbaren Ausdruck in der unterschiedlichen Nomenklatur nach WIENER (USA) und FISHER und RACE (England). In den Methoden des 2. AB—DDR (D.L.) wird die in Europa vorwiegend übliche Nomenklatur nach FISHER und RACE (D, C, E, d, c, e) und nicht die dem entsprechende nach WIENER (Rho, rh', rh",

rh, hr', hr") angewendet. Für verschiedene Faktoren sind seltene Varianten z. B. D^u, C^u, E^u, C^w, E^w bekannt, von denen für den Geltungsbereich des 2. AB—DDR (D.L.) nur der Faktor D^u eine, wenn auch geringe praktische Bedeutung besitzt.
Die Agglutinationsstärke beim Nachweis eines Antigens kann durch den *Positionseffekt*, die gegenseitige Beeinflussung der Rh-Gene in Abhängigkeit von ihrer Position auf den Chromosomen, Cisstellung auf dem gleichen Chromosom und Transstellung auf dem homologen Chromosom, beeinflußt werden. Die Ausbildung der Rh-Antigene ist genetisch bedingt. Der haploide Chromosomensatz steuert jeweils die Ausbildung eines Faktors der 3 Merkmalsgruppen „D, d, D^u u. a.", „C, c, C^w u. a." und „E, e, E^w u. a.", so daß jeder Mensch durch Wirkung des diploiden Chromosomensatzes insgesamt über 6 Merkmale dieser 3 Gruppen verfügt. Jedes Merkmal, bis auf das noch hypothetische „d", ist durch einen spezifischen Antikörper nachweisbar. In seltenen Fällen können, ebenfalls genetisch bedingt, Merkmale fehlen („Deletionstypen").
Der Polymorphismus der Faktoren ist außerordentlich groß, wobei bestimmte Kombinationen, geografisch unterschiedlich, sehr häufig und andere sehr selten sind. Bei uns sehr häufige Faktorenkombinationen und Schreibweise: CDe/cde; cde/cde; CDe/CDe; CDe/cDE; cDE/cde.
Beim Nachweis der Rh-Antigene kann der *Dosiseffekt* beobachtet werden, d. h. die stärkere Agglutinatbildung bei doppeltem Vorliegen des gleichen Faktors z. B. CDE/CDE gegenüber CDe/cde beim Nachweis von C. Jedes Antigen des Rh-Systems kann unter geeigneten Bedingungen, allerdings mit sehr unterschiedlicher Wahrscheinlichkeit, eine Immunisierung auslösen. Die Übereinstimmung aller Antigene bei der Bluttransfusion zwischen Spender und Empfänger zu erreichen, ist beim Polymorphismus des Rhesus-Systems unmöglich und würde zur weitgehenden Unterbindung der Blutübertragung führen. Daher erfolgt die Spender-Empfängerauswahl als Kompromiß mit geringer Wahrscheinlichkeit zur Immunisierung. Beim *Empfänger* (aber auch bei Schwangeren, Vorsorgeuntersuchungen, Transplantationen) erfolgt die Bestimmung des Rh-Faktors durch Anti-D. Danach sind ca. 85% unserer Bevölkerung D (Rh-positiv) und ca. 15% d (Rh-negativ). Beim *Spender* werden alle d (Rh-negativ)-Blutproben auf das Vorliegen der Faktoren C und E untersucht. Bei Vorhandensein auch nur eines dieser Antigene gilt der Spender als „Rh-positiv".
Die Stärke der Antigene im Rh-System, d. h. ihr Vermögen zur Induzierung einer Antikörperbildung nimmt in folgender Reihenfolge ab: D E c C e (d?).
Eine besondere Position nehmen Personen mit dem Rh-Faktor D^u ein. Sie können d (Rh-negativ)-Personen immunisieren, aber in sehr seltenen Fällen selbst durch D (Rh-positiv)-Blut immunisiert werden [10]. Dadurch besitzt der Nachweis des Faktors D^u beim Empfänger eine nicht völlig zu vernachlässigende Bedeutung.
Folgende Schreibweise sollte im Stempeldruck zur klaren Verständigung insbesondere mit dem Kliniker angewendet werden:

d (Rh-negativ), (Roter Stempel)
D (Rh-positiv), (Blauer Stempel)

Beim Nachweis der Faktoren D^u, C oder E wird der zusammenfassende allgemeine Befund mit Angabe des entsprechenden Faktors in Klammern empfohlen.

Beispiel:
Als Empfänger Rh-negativ,
als Spender Rh-positiv (D^u).

Die Antigene e und c werden in der Regel nur im Zusammenhang mit dem Nachweis (Testerythrozyten) und der Spezifitätsbestimmung irregulärer Antikörper (Schwangere, Empfänger, Spender) bestimmt.

2.2.1. Nachweis der Erythrozytenantigene C, c, D, E, e und D^u

Der Nachweis der Antigene des Rh-Systems ist mit salinen und nicht-salinen Antikörpern (Testseren) möglich. Saline Testseren sind sehr selten im Handel. Nicht-saline Testseren erfordern zur Reaktion den Supplement-Test. Der Einsatz der Testseren im Antihumanglobulin- oder im Enzym-Test (Papain-Test) kann möglich sein. Die Vorschriften des Herstellers zum jeweiligen Testserum müssen konsequent eingehalten werden. So kann z. B. bei Vorliegen eines Antikörpers gleicher Spezifität, jedoch als Gemisch saliner und nicht-saliner Antikörper die Anwendung des Testserums im Antihumanglobulin-Test unmöglich sein. Das gleiche gilt für Testseren mit Zusatz von Supplement und die Anwendung im Papain-Test.

2.2.1.1. Ausführung und Kontrolle, Methode I (Supplement-Test)

Der Nachweis erfolgt mit nicht-salinen Testseren und 5%iger Erythrozytensuspension in Supplement-RL. Als Kontrollversuche werden der Ansatz der zu prüfenden Erythrozyten und der positiven und negativen Kontrollerythrozyten in Supplement-RL bewertet. Positive Kontrollerythrozyten sollen das dem Testserum entsprechende Antigen jeweils nur einmal (heterozygot) besitzen (Vermeidung des Dosiseffekts! 2.2.), bei negativen Kontrollerythrozyten fehlt das entsprechende Antigen. Das Mitführen der genannten Kontrollen ist unerläßlich.
Zum Nachweis wird jeweils ein Antiserum eingesetzt mit Ausnahme des Antigens D. Hier werden 2 Anti-D Seren verschiedener Chargen angewendet. Damit soll das Erkennen des Faktors D^u, der als quantitative und qualitative Variante von D auftreten kann, sicherer sein.
Die Beurteilung des Faktors D weicht von der der übrigen Faktoren ab. Zum Nachweis von D gilt als D (Rh-positiv) jede Probe, die mit je einem Testserum mindestens die Agglutinationsgrade 3 und 2 ergibt. Bei schwächeren Reaktionsausfällen wird die Untersuchung auf das Vorliegen von D^u geführt. Diese Verfahrensweise gilt für alle Blutproben, nicht nur, wie bisher dem DAB 7—DDR (D.L.) entsprechend, für Blutspender.
Alle anderen Faktoren gelten als vorhanden, wenn die Reaktion positiv ist bei entsprechend negativen und positiven Kontrollen. Ist der Agglutinationsgrad 1, so gilt der Faktor als vorhanden, wenn mindestens diese Agglutinationsstärke in der Wiederholung reproduzierbar war.
„Falsch-positive" Reaktionen, jedoch dann meistens auch als positive Reaktion im Kontrollversuch, treten auf, wenn die Erythrozyten bereits in vivo einen Antikörper gebunden haben (hämolytische Anämie, M.h.n.). „Falsch-negative" Reaktionen sind ebenfalls möglich, wenn der in vivo gebundene Antikörper (z. B. Anti-D bei M.h.n.) die gleiche Spezifität hat wie der im Reaktionsansatz zum Nachweis des Antigens (in diesem Beispiel „D") angewendete. In diesen Fällen zeigt der positive Ausfall des direkten Antihumanglobulin-Tests das Vorliegen des gebundenen Antikörpers.

2.2.1.2. Ausführung und Kontrolle, Methode II (Papain-Test)

Anstelle der unter 2.2.1.1. angewendeten Erythrozytensuspension in Supplement-RL erfolgt hier die Prüfung der Erythrozyten in Kochsalzlösung bei Zusatz der Papain-Zystein-RL mit nicht-salinen Testseren. Ansätze, Kontrollen, Bewertungen und Fehlerquellen entsprechen sonst der unter 2.2.1.1. beschriebenen.
Proteolytische Enzyme tierischer (Trypsin, Chymotrypsin), pflanzlicher (Papain, Ficin, Bromelin, Agavain, Bromelain) und bakterieller Herkunft (Subtilisin, Pronase) trennen N-Acetyl-neuraminsäurehaltige, nichtdialysierfähige Glykoproteide von der Erythrozytenoberfläche ab [42, 59]. Damit verbunden ist eine Verminderung der negativen Oberflächenladung der Erythrozyten, als deren Folge die Agglutination durch nicht-saline Antikörper im Kochsalzmilieu möglich wird.
Von den in der Blutgruppenserologie gebräuchlichen Enzymen kommt bei uns vorzugsweise Papain zur Anwendung. Die verschiedenen in der Literatur angegebenen Enzym-Tests können grundsätzlich in 2 Gruppen eingeteilt werden:

1. Sog. Zweistufen-Test
   Hierbei erfolgt zunächst die Enzymbehandlung der Erythrozyten („1. Stufe") und nach davon getrennten Arbeitsgängen der Reaktionsansatz zur Antigen-Antikörper-Reaktion („2. Stufe"). Zu dieser Gruppe der Ferment-Tests gehört der Papain-Test zum Nachweis irregulärer Antikörper (2.3.) des 2. AB—DDR (D.L.).
   Die Fermentierung im Zweistufen-Test erfordert allgemein das Waschen der Erythrozyten vor und nach der Enzymbehandlung. Die Fermentkonzentrationen sind relativ schwach, die Einwirkungszeit des Ferments ist daher verhältnismäßig lange. Dieser Test ist bei umfangreichen Routinearbeiten (z. B. Nachweis irregulärer Antikörper in Seren von Schwangeren) sehr zu empfehlen.
2. Sog. Einstufen-Test
   Hierbei erfolgt die Fermentierung praktisch gleichzeitig mit dem Ansatz zur Antigen-Antikörper-Reaktion. Die angewendeten Papainkonzentrationen sind gegenüber Zweistufen-Tests allgemein höher. Gleichzeitig wird das Papain in seiner Wirkung durch Cysteinhydrochlorid aktiviert [30, 55]. Der zum Nachweis der Erythrozytenantigene C, c, D, E und e beschriebene Papain-Test ist ein Einstufen-Test, der sich sehr gut zur routinemäßigen Anwendung eignet [23, 24]. Zur Testung können die zum Nachweis der Blutgruppeneigenschaften des AB0-Systems hergestellten Erythrozytensuspensionen verwendet werden. Gegenüber der Bestimmung im Supplement-Test sind die Agglutinate größer und eindeutiger erkennbar. Die Anwendung dieser Methode führt zu einer Entlastung der Arbeitskräfte [24]. Es muß jedoch stets darauf geachtet werden, daß die Testseren auch zur Anwendung im Papain-Test geeignet sind.
   Die Enzymwirkung im serologischen Test ist von der Konzentration, der Einwirkungszeit und der Temperatur abhängig. Verschiedene Chargen des Papains können jedoch zu unterschiedlichen Ergebnissen führen [53]. Seaman und Uhlenbruck [50] haben in diesem Zusammenhang zuerst darauf hingewiesen, daß Papain ein Gemisch der 3 Enzyme Papain, Chymopapain und Papaya-Lysozym darstellt. Wahrscheinlich wird nur eines davon (Papain) durch Cysteinhydrochlorid aktiviert.
   Der Vergleich blutgruppenserologischer Untersuchungsergebnisse im Papain-Test (z. B. Titer nicht-saliner Antikörper) setzt voraus, daß die Enzymaktivität verschiedener Papainchargen vergleichbar wird.
   Jede Papain-Charge ist vor der Anwendung in der serologischen Diagnostik auf

Wirksamkeit entsprechend den Angaben zur Prüfung im Abschnitt „Reagenzien" des 2. AB—DDR (D.L.) zu testen. Zu empfehlen sind zusätzliche Aktivitätsprüfungen im Abstand von 6—12 Monaten bei längerem Gebrauch der gleichen Papaincharge.
Eine wesentliche Verbesserung der serologischen Diagnostik wird durch zusätzliche Einbeziehung dieses Tests in die Kreuzprobe erreicht, wenn sinngemäß Seren und Erythrozytensuspensionen von Spender und Empfänger zur Reaktion angesetzt werden.

2.2.1.3. Ausführung und Kontrolle, Nachweis des Erythrozytenantigens D^u

Als einzige Methode zum Nachweis von D^u wird der indirekte Antihumanglobulin-Test im 2. AB—DDR (D.L.) angegeben. Dieser Test hat im wesentlichen bestätigende Funktion, da der Verdacht auf das Vorliegen von D^u bereits nach den Ergebnissen des Nachweises mit 2 Anti-D Seren bestand (Methode I oder II, 2.2.1.).
Der Nachweis des Faktors D^u bleibt problematisch, da spezielle Testseren, die es kaum gibt, eine größere Bedeutung zum Nachweis haben als die Wahl der Methode [11]. Die Häufigkeit des Faktors D^u wurde bei jeweils annähernd 50000 Untersuchungen mit 0,32% für Berlin und mit 0,25% für Magdeburg [11] angegeben.

2.3. Irreguläre Antikörper

2.3.1. Allgemeines

Der Nachweis und die Berücksichtigung irregulärer Antikörper sind klinisch bedeutungsvoll für die Überlebenszeit von Erythrozyten nach Transfusionen (Transfusionsstörung) und für die Entstehung und Verhütung des M.h.n.
Sämtliche blutgruppenspezifischen Antikörper mit Ausnahme der Alloantikörper Anti-A und Anti-B sind irreguläre Antikörper. Sie entstehen als Folge einer nachweislichen Antigenzufuhr (Schwangerschaft, artifizielle Immunisierung). Ausnahmen bilden „natürliche", d. h. ohne erkennbare Antigengabe entstandene irreguläre Antikörper (z. B. möglich als Anti-M, Anti-N, Anti-M^g, Anti-S, Anti-P_1, Anti-Le^a, Anti-Le^b, Anti-Wr^a) [35].
Erythrozytäre Autoantikörper sind ebenfalls irreguläre Antikörper.
Irreguläre Antikörper sind damit meistens „Immunantikörper", die in der Regel zur Immunglobulinklasse IgG (selten IgM oder IgA) gehören und als nicht-saline Antikörper vorzugsweise bei 37 °C optimal nachgewiesen werden.
„Natürliche" reguläre (Alloantikörper Anti-A und Anti-B) und irreguläre (s. o.) Antikörper gehören dagegen typischerweise zur Immunglobulinklasse IgM und reagieren als saline Antikörper optimal bei niederen Temperaturen von 18—25 °C aber auch bei 4—10 °C (z. B. Anti-P, Anti-H). Die Bedingungen zum Nachweis irregulärer Antikörper müssen so gewählt werden, daß im orientierenden Antikörper-Suchtest mindestens 95—98% der vorkommenden Antikörper erfaßt werden können. Dieses ist jedoch nur mit entsprechend ausgewählten Testerythrozyten in der Kombination verschiedener Methoden (Kochsalz-, Supplement-, Enzym- und Antihumanglobulin-Test) möglich [19, 32, 43, 54].
Tabelle 3 gibt eine Übersicht der innerhalb von 10 Jahren (1966 bis August 1976) im

Bezirks-Institut für Blutspende- und Transfusionswesen Magdeburg nachgewiesenen irregulären Antikörper in Abhängigkeit von der Untersuchungsmethode.
Die Ergebnisse der Tab. 3 sind ohne Einbeziehung des Antihumanglobulin-Tests in den Antikörper-Suchtest erzielt worden. So fehlen in der Aufstellung Antikörper, die ausschließlich im Antihumanglobulin-Test nachweisbar gewesen wären (z. B. Anti-Fy^a, Anti-Kell, Anti-Le^a). MAURER und BÜTTNER [32] fanden 14 Kell-Antikörper (von insg. 17!),

Tabelle 3
Nachweis irregulärer Antikörper in Abhängigkeit von der Untersuchungsmethode

Antikörperspezifität	Anzahl	NaCl	Supplement	Papain
Anti-D	727	232	545	727
Anti-P_1	174	166	44	123
Anti-Le^a	130	108	92	119
Anti-Wr^a	106	55	67	106
Anti-E	77	20	36	77
Anti-C^w	23	7	10	23
Anti-Le^b	21	19	10	19
Anti-c	14	5	11	14
Anti-Kell	11	8	7	11
Anti-C	8	4	5	8
Anti-M	7	7	4	1
Anti-e (Auto-AK)	2	—	—	2
Anti-N	1	1	—	—
Gesamtzahl	1301	632	831	1230

Tabelle 4
Nachweis irregulärer Antikörper im Papain-Test und vergleichende Nachuntersuchungen im Antihumanglobulin-Test

Antikörperspezifität	Anzahl	Papain-Test	Antihuman-globulin-Test durchgeführt	davon positiv
Anti-D	727	727	233	172
Anti-P_1	174	123	102	39
Anti-Le^a	130	119	117	91
Anti-Wr^a	106	106	94	35
Anti-E	77	77	64	27
Anti-C^w	23	23	20	10
Anti-Le^b	21	19	17	14
Anti-c	14	14	13	10
Anti-Kell	11	11	11	10
Anti-C	8	8	8	6
Anti-M	7	1	4	2
Anti-e (Auto-AK)	2	2	2	1
Anti-N	1		1	—
Gesamtzahl	1301	1230	686	417

die nur im indirekten Antihumanglobulin-Test nachweisbar waren. BUSCH u. a. [12] ermittelten einen Anstieg der Häufigkeit irregulärer Antikörper von 1,3% auf 1,46% bei zusätzlicher Durchführung des indirekten Antihumanglobulin-Tests. Andererseits konnten im Papain-Test Antikörper nachgewiesen werden, die im Antihumanglobulin-Test nicht nachweisbar waren.
Tabelle 4 gibt hierzu eine Übersicht eigener Ergebnisse. In einem optimalen Antikörper-Suchtest, wie er für Blutspender und Schwangere zu fordern ist, sollten Supplement-, Kochsalz-, Papain- und indirekter Antihumanglobulin-Test nebeneinander ausgeführt werden.
Zur Kontrolle der Wirksamkeit der durchgeführten Immunprophylaxe des M.h.n. durch Nachweis des Antikörpers Anti-D nach Injektion des Human-Immunglobulin-Anti-D ist der Nachweis im Papain-Test ausreichend.
Zu empfehlen ist der Antikörper-Suchtest auch bei Patienten, insbesondere solchen mit Immunisierungsanamnese (Transfusion, Schwangerschaft), vor geplanten Transfusionen. Unter Umständen kann dadurch erst die geplante Transfusion bei rechtzeitiger Feststellung eines Antikörpers möglich werden.
Kälte-Antikörper, die erst nach der Inkubation bei 2—5 °C zu einer Agglutination führen, besitzen keine aktuelle klinische Relevanz und können bei der Empfänger- und Spenderauswahl vernachlässigt werden.
Nach einem positiven Antikörper-Suchtest erfolgt die Bestimmung der Spezifität des Antikörpers in jeweils der Methode, die im Suchtest positiv war. Dazu werden Proben verschiedener Testerythrozyten mit bekannten Merkmalen in unterschiedlichen Blutgruppensystemen verwendet. Zur indirekten Bestätigung der Spezifität eines irregulären Antikörpers wird in der Regel der Nachweis des fehlenden homologen Antigens an den Erythrozyten der antikörperhaltigen Blutprobe geführt. Hier besteht eine Analogie zur Bestimmung der Blutgruppe im AB0-System.
Die Bestimmung der Spezifität sollte in Einrichtungen des Transfusionsdienstes erfolgen, da hier neben entsprechenden Erfahrungen und Kenntnissen auch das notwendige Testmaterial vorhanden ist.

2.3.2. Ausführung und Kontrolle, Antikörper-Suchtest

Die Wahl der Testerythrozyten ist für die Erfassungsbreite des Antikörper-Suchtests entscheidend. Das Maximum der möglichen Antigene wäre durch Mischen verschiedener Erythrozytenproben zu erreichen. Dieses ist jedoch nur begrenzt möglich, da bei Mischungen von mehr als 2 Proben die Erfassung der Antikörper nicht mehr zuverlässig gelingt.
Die Reaktionsbedingungen (Zeit, Temperatur, Milieu) müssen den Nachweis saliner und nicht-saliner Antikörper gewährleisten.
Die Durchführung der 3 verschiedenen Ansätze (Kochsalz-, Supplement-, Papain-Reaktion) auf einer Platte und die Ablesung in abgestuften Zeiten und Temperaturen ist ein Kompromiß, der bei geringerem Arbeitsaufwand aber insgesamt langer Reaktionszeit ausreichend zuverlässige Ergebnisse zeigt.
Der Papain-Test wird als Zweistufen-Test (2.2.1.2.) durchgeführt, da die Erythrozytensuspension dann als einheitliches Material in großer Menge für jeweils 24 h zur Verfügung steht.
Als negative Kontrolle im Antikörper-Suchtest ist bei der Ausführung der zusätzliche

Ansatz der Testerythrozytenaufschwemmung 1, 2 und 3 mit einem Tropfen AB-Mischserum anstelle des zu prüfenden Serums zu empfehlen. Als positive Papainisierungskontrolle erfolgt der Ansatz der Testerythrozytenaufschwemmung 3 mit einem Tropfen eines wirksamen Blutgruppentestserums „Anti-D". Die Tauglichkeit des Reaktionsansatzes für die Erfassung eines Antikörpers (z. B. Anti-D in der positiven Kontrolle) kann nicht zwingend auf andere Antigen-Antikörper-Systeme bezogen werden. Zur Bestimmung der Spezifität des Antikörpers sind dagegen positive und negative Kontrollen unerläßlich. Die Kontrolle der sonstigen Reagenzien (Kochsalzlösung, Supplement-RL etc.) ist durch Anwendung in anderen Methoden (z. B. Nachweis der Antigene des AB0- und Rh-Systems) indirekt gegeben.

Eine Ausnahme hinsichtlich der Kontrollen bildet der Nachweis des Rhesus-Antikörpers Anti-D vor und nach der Durchführung der Immunprophylaxe mit Human-Immunglobulin Anti-D. Zu diesem Nachweis, der nur mit der Testerythrozytenaufschwemmung 3 (Zweistufen-Papain-Test) durchgeführt wird, soll nach gleicher Behandlung von d (Rh-negativ)-Erythrozyten eine negative Kontrolle mitgeführt werden. Verwendet werden dazu die Kontrollerythrozyten zum Nachweis des Rh-Antigens D.

2.3.3. Antihumanglobulin-Test

2.3.3.1. Allgemeines

Der 1908 bereits von Moreschi [38] beschriebene Test entspricht prinzipiell dem Antihumanglobulin-Test (AHG-Test), der nach der Beschreibung durch Coombs, Mourant und Race im Jahre 1945 [13] breiten Eingang in die blutgruppenserologische Diagnostik zum Nachweis nicht-saliner Antikörper gefunden hat und als „Coombs-Test" bekannt wurde.

AHG-Testserum wird durch Immunisierung von Tieren mit menschlichem Serum oder dessen Globulinkomponenten und nachfolgender Entfernung agglutinierender und hämolysierender Antikörper gegen Blutgruppeneigenschaften des Menschen hergestellt. AHG-Seren präzipitieren spezifisch Globuline des Menschen.

Zum positiven AHG-Test sind 2 Reaktionsschritte notwendig:

a) In vivo (direkter AHG-Test) oder in vitro (indirekter AHG-Test) erfolgt die Bindung der Antikörper an Erythrozyten (Antigen-Antikörper- bzw. Antigen-Antikörper-Komplement-Komplex).
b) An der Erythrozytenoberfläche gebundene Globuline bzw. Antikörper-Komplement-Komplexe werden im 2. Reaktionsschritt nach Zufügen von AHG-Testserum als Folge der spezifischen Antigen-Antikörper-Reaktion zwischen Globulin und Anti-Globulin präzipitiert. Der sichtbare Ausdruck der Präzipitation ist die darauf secundär („unspezifisch") eintretende Agglutination.

Blutgruppenspezifische Antikörper gehören zu den Immunglobulinklassen G (= IgG), M (= IgM) und A (= IgA), am häufigsten jedoch als Immunantikörper zur Klasse G.

Antikörper unterscheiden sich jedoch nicht nur durch die Zugehörigkeit zu einer bestimmten Immunglobulinklasse sondern auch durch ihr Komplementbindungsvermögen. Vorzugsweise binden IgM-Antikörper Komplement (z. B. Anti-P, Anti-M, Anti-N, Anti-Le^a, Anti-Le^b). Es werden aber komplementbindende IgG-Antikörper (z. B. Antikörper im Rhesus-System) und nicht-komplementbindende IgM-Antikörper (z. B. Anti-M, Anti-c) ebenfalls nachgewiesen.

Häufig sind offenbar Mischungen komplementbindender und nicht-komplementbindender Antikörper gleicher Spezifität in einem Serum.
Komplementbindende Antikörper werden im AHG-Test praktisch nie oder nur sehr schwach durch die Reaktion mit dem Anti-Gammaglobulin nachgewiesen sondern stets durch den stark reagierenden Komplementteil (= Non-Gammaglobulin) des Antikörper-Komplement-Komplexes mit der „Anti-Non-Gammaglobulinkomponente" des AHG-Testserums.
In der blutgruppenserologischen Routine geeignete AHG-Testseren enthalten Antikörper gegen IgG und gegen Komplement, speziell gegen die Komponenten C3 und C4. Testseren, die nur „Non-Gamma-Globulin-Antikörper" enthalten, sind entsprechend deklariert.
Der Antihumanglobulin-Test ist zum Nachweis irregulärer Antikörper besonders geeignet, weil er eine Vielzahl im Supplementmilieu und im Papain-Test nicht agglutinierender nicht-saliner Antikörper (1.3.2.2.) anzeigt. Die Agglutinate sind meist deutlich erkennbar. Die Zahl der Fehlerquellen ist relativ gering.
Der Nachweis bereits in vivo gebundener Antikörper (kindliches Blut bei M.h.n., hämolytische Anämie, Blut nach hämolytischem Transfusionszwischenfall) erfolgt im direkten Antihumanglobulin-Test. Der indirekte Antihumanglobulin-Test dient dem Nachweis unbekannter Antikörper (Antikörper-Suchtest, Kreuzprobe) aber auch dem Nachweis bestimmter Antigene (z. B. durch Anti-IK^a, Anti-IK^b, Anti-Kp^b, Anti-Fy^a) bzw. „schwacher" Varianten wie z. B. D^u.

2.3.3.2. Ausführung und Kontrolle, Direkter Antihumanglobulin-Test

Die zu prüfenden Erythrozyten müssen innerhalb von 48 h nach der Blutentnahme und einer Aufbewahrung bei 2—8 °C untersucht werden. Vor der Prüfung müssen sie 3mal sorgfältig in Kochsalzlösung gewaschen werden. Damit wird die ausreichende Eiweißfreiheit in der Erythrozytensuspension erreicht. Notwendige Kontrollen und Fehlerquellen entsprechen denen des indirekten AHG-Tests.

2.3.3.3. Ausführung und Kontrolle, Indirekter Antihumanglobulin-Test

Das zu prüfende Serum muß frisch (bis 48 h bei 2—8 °C) und nicht inaktiviert sein, um notwendiges Komplement in ausreichender Menge im Reaktionsansatz zu haben.
Die Testerythrozyten werden *vor* der Sensibilisierung d. h. vor der Mischung mit dem zu prüfenden Serum, 1mal und *nach* der Sensibilisierung 3mal sorgfältig gewaschen wie unter 2.3.3.2.
Die positive und negative Kontrolle mit dem Blutgruppentestserum „Anti-D" soll eine Kontrolle der Methode (Sensibilisierung, Waschungen etc.) aber auch des 2. Reaktionsschrittes, des Reaktionsansatzes mit dem AHG-Testserum sein.
Der AHG-Test hat nur wenige und selten vorkommende Fehlerquellen:

a) Falsch-positive Reaktionen durch
   — blutgruppenspezifische Begleitantikörper im AHG-Testserum und
   — Bindung unspezifischer Kälteagglutinine an die zu prüfenden Erythrozyten.

b) Falsch-negative Reaktionen durch
   - ungenügendes Waschen der zu prüfenden Erythrozyten nach der Sensibilisierung (in vivo oder in vitro),
   - Prüfung zu alter Serumproben,
   - Prozonen des AHG-Testserums und
   - die AHG-Testseren enthalten nicht dem Globulintyp des nachzuweisenden Antikörpers entsprechende Mengen des Anti-Globulins.

Die Bewertung muß auch hier stets im Vergleich mit den positiven und negativen Kontrollen erfolgen.

2.4. Prüfung auf Verträglichkeit, Kreuzprobe

2.4.1. Allgemeines

Die Durchführung der Kreuzprobe ist Pflicht [45] im Zusammenhang mit jeder Erythrozytentransfusion. Sie muß auch dann durchgeführt werden, wenn das Ergebnis zum Zeitpunkt der Transfusion bei lebensbedrohlicher Indikation noch nicht vorliegen kann.
In der Kreuzprobe müssen alle möglicherweise klinisch relevanten (daher kein Ansatz bei 2—8 °C!) salinen und nicht-salinen Antikörper des Empfängers gegen Blutgruppeneigenschaften des Spenders nachgewiesen werden. Dieses ist nur bei gleichzeitiger Prüfung im Kochsalz-, Supplement-, Papain- und Antihumanglobulin-Test möglich (siehe 2.3.). Daher mußte der Major-Test gegenüber den bisherigen Festlegungen im DAB 7—DDR (D.L.) um den Papain- und/oder Antihumanglobulin-Test erweitert werden.
Die zuverlässige Prüfung der Spenderblute auf das Vorhandensein irregulärer Antikörper und die Durchführung des Bed-side-Tests bieten andererseits ausreichende Sicherheit, um auf die direkte Prüfung des Spenderserums mit den Empfängererythrozyten („Minor-Test"), entgegen den bisherigen Festlegungen im DAB 7—DDR (D.L.), verzichten zu können. Lediglich bei der Nachuntersuchung von Transfusionsstörungen kann die Kreuzprobe im Minor-Test in der Technik des Major-Tests notwendig sein. Der Bed-side-Test hat dabei die besondere Bedeutung, daß nur hier fälschlicherweise (z. B. Verwechslung) für die Blutgruppe A, B oder AB eingekreuztes Blut der Gruppe 0 und für die Blutgruppe AB eingekreuztes Blut der Gruppen A und B erkannt werden kann. Der Major-Test zeigt dabei keine positive Reaktion. Alle anderen Nichtübereinstimmungen zwischen Spender und Empfänger im AB0-System werden bereits im Major-Test durch positive Reaktionen erfaßt.
Die Kreuzprobe als „Prüfung auf Verträglichkeit" dient der Vermeidung immunologisch beschleunigten Erythrozytenabbaus
a) mit ausgeprägter klinischer Symptomatik und
b) ohne klinische Zeichen der Reaktion.
Nur in seltenen Fällen wird ein beschleunigter Erythrozytenabbau beobachtet, obwohl kein freier Antikörper im Serum nachweisbar war [36]. Grundsätzlich kann jeder Antikörper des Empfängers bei Übertragung von Erythrozyten mit dem homologen Antigen zu einer Störung der „Verträglichkeit" führen. In diesem Zusammenhang müssen ausschließlich bei 2—8 °C agglutinierende Kälteantikörper nicht berücksichtigt werden. Das Ausmaß der Störung ist von einer Vielzahl verschiedener Faktoren abhängig wie der Titerhöhe, dem Komplementbindungsvermögen und dem Temperaturoptimum des Anti-

körpers, der Menge transfundierter Erythrozyten und der Anzahl vorhandener bzw. durch Antikörper besetzter Antigenhaftstellen [33, 36]. Trotz einer großen Zahl vorliegender Ergebnisse über die Reaktion von Antikörpern in vitro und ihr Verhalten in vivo sind nicht alle Vorgänge bekannt, wie z. B. der Mechanismus, mit dem nicht-komplementbindende IgM-Antikörper Erythrozyten zerstören.
Jede positive Kreuzprobe verbietet daher die Transfusion, erfordert die Klärung und gezielte Auswahl geeigneten Blutes.
Die folgenden praktischen Hinweise sind zu beachten:

— Die Zeitabstände zwischen Blutentnahme, Kreuzprobe und Transfusion sollten so kurz wie möglich sein. Einerseits ist das Auftreten eines freien Antikörpers zu jedem Zeitpunkt nach der Blutentnahme möglich (negative Kreuzprobe!) und andererseits kann jede Blutübertragung zu einer Erstsensibilisierung bzw. Titersteigerung eines bereits vorhandenen Antikörpers führen. Die Werte von 24 h für das zu verwendende Blut in der Kreuzprobe und 72 h als Zeitraum für die Transfusion sämtlicher eingekreuzter Konserven sind Maximalwerte als Kompromiß an die Praxis.
— Aus dem zur Kreuzprobe bereitgestellten Blut des Empfängers sollte zumindest bei bisher durch serologische Untersuchungen unbekannten Patienten, eine nochmalige Kontrolle der AB0-Blutgruppe im Vergleich zum Originalbefund ausgeführt werden.
— Bei reproduzierbar positiver Kreuzprobe soll die zuständige Einrichtung des Transfusionsdienstes konsultiert werden. Antikörper-Suchtest und Nachweis der Spezifität können erforderlich sein zur Auswahl geeigneter Konserven.
  Bei Patienten mit bekannten irregulären Antikörpern sollen vor Transfusionen Kontrollen der Antikörperspezifität erfolgen, da sie häufiger weitere Antikörper bilden als Personen ohne irreguläre Antikörper.
— Bei Vorliegen von Autoantikörpern muß in einer Einrichtung des Transfusionsdienstes die Klärung der Spezifität und des Komplementbindungsvermögens der Antikörper angestrebt werden und/oder voraussichtlich verträgliches Blut ausgewählt werden.
— Der klinische Notfall rechtfertigt nicht die Variation der Methoden. Dem Kliniker sind dabei ausreichende Möglichkeiten ohne serologische Voruntersuchungen gegeben. Ein Notfall darf nur durch das Grundleiden und die *vitale* Indikation gegeben sein, nicht durch organisatorische Mängel (z. B. keine Laborbesetzung in der Nacht!).
— Nach der Transfusion von „0-Universalblut" auf Empfänger anderer Blutgruppen des AB0-Systems wird bei weiteren Transfusionen erst dann blutgruppengleiches Blut zur Kreuzprobe ausgewählt, wenn nur noch mit den AB0-Antigenen des Empfängers verträgliche Alloantikörper im Serum des Empfängers vorhanden sind.
— Fälschlicherweise wird die geltende Festlegung [45] über die „Verträglichkeit der Blutformel von Spender- und Empfängerblut" als „Übereinstimmung" und sogar „AB0- und Rh-gruppengleiches Blut" [48] gedeutet. In bestimmten Situationen z. B. bei Austauschtransfusionen zur Behandlung des M. h. n. darf keine Übereinstimmung bestehen! Weiterhin bestehen bei Engpässen der Blutbeschaffung keine Bedenken, Erythrozytenkonzentrate, die frei von hämolysierenden Alloantikörpern Anti-A und Anti-B sind, „verträglich" im AB0-System in der Kreuzprobe zu prüfen. „Verträglich" wäre danach die Blutgruppe „0" für alle anderen Blutgruppen, für die Blutgruppe „AB" wäre die Übertragung aller anderen Blutgruppen möglich. Vorzugsweise sollte jedoch „A" (nur Anti-B) verwendet werden. Diese Auswahl nach „Verträglichkeit" ist nicht optimal, es sollte die begründete Ausnahme bleiben. Zu bedenken ist, daß nur relativ

kleine Plasmamengen übertragen werden im Vergleich mit Plasmainfusionen. Plasma für therapeutische Zwecke enthält ebenfalls Alloantikörper „Anti-A" und „Anti-B", keine hämolysierenden Alloantikörper und ist „universalverträglich" ohne Vorprüfung für alle Blutgruppen des AB0-Systems einsetzbar. Keinerlei Einschränkungen hinsichtlich der genannten Kombinationen bestehen jedoch bei der Anwendung von gewaschenen Erythrozyten-Konzentraten.

— Bei Massivtransfusionen ist die Kreuzprobe zwischen den Konserven („Interdonor-Kreuzprobe") nicht erforderlich.
— Reste der zur Kreuzprobe verwendeten Blutproben werden vom ausführenden Laboratorium mindestens 8 Tage bei 2—8 °C aufbewahrt.

2.4.2. Ausführung und Kontrolle

Grundsätzlich gelten die unter 1.3. und im Zusammenhang mit dem Kommentar einzelner Methoden (2.3.3.) genannten Fehlerquellen.

Die Bewertung erfolgt stets im Vergleich mit dem entsprechenden Kontrollversuch.

Der zusammenfassende Befund „Kreuzprobe negativ" hat folgende Voraussetzungen:

— Keine Agglutinate und/oder Zeichen der Hämolyse in sämtlichen Ansätzen.
— Bei Agglutinaten im Major-Test müssen im dazugehörigen Kontrollversuch gleichstarke oder stärkere Agglutinate (Autoagglutination) vorhanden sein. Die Klärung der Ursache muß angestrebt werden.
— Nachweis von Pseudoagglutinaten. Der Befund „Kreuzprobe negativ" sollte bei Autoagglutination oder starker Pseudoagglutination eine entsprechende Anmerkung erhalten, da er diagnostische und/oder therapeutische Konsequenzen haben kann.

Die Kreuzprobe ist „positiv" und verbietet die Transfusion, wenn auch nur in einem Major-Test der Testplatten 1—3 oder im indirekten Antihumanglobulin-Test Agglutinate und/oder Zeichen der Hämolyse bei negativen Kontrollen vorhanden sind.

2.5. Qualitätskontrolle

Qualitätskontrollen bei Laboratoriumsuntersuchungen beziehen sich in der Regel auf quantitative Prüfmethoden [5], nicht auf qualitative „ja/nein-Entscheidungen".

Die im 2. AB—DDR (D.L.) standardisierten Methoden und die Vorschriften zur Durchführung der Bluttransfusion [45, 58] bilden ein in sich geschlossenes, gegenseitig kontrollierendes System, das bei Einhaltung Fehler der Zuordnung, der Präzision (zufällige Fehler) und der Richtigkeit (systematische Fehler) in der letzten Konsequenz, d. h. der serologisch unverträglichen Bluttransfusion ausschließt.

Am Beispiel der Blutgruppenbestimmung im AB0-System soll die interne Qualitätskontrolle skizziert werden:

— Prüfung der Testseren und der Testerythrozyten
— Anwendung nicht nur der Testseren „Anti-A" und „Anti-B" sondern auch von „Anti-A und Anti-B"
— Nachweis der Alloantikörper mit 0-, A_1-, A_2- und B-Testerythrozyten als Kontrolle der Antigenbestimmung

— Kreuzprobe als Kontrolle der AB0-Blutgruppe durch den Reaktionsansatz mit einem anderen Blut bekannter Blutgruppe
— Bed-side-Test
— Biologische Vorprobe nach OEHLECKER
— Vergleich der Blutgruppenbefunde (Nothilfepaß, Personalausweis, Schwangerenkartei, Krankenblatt, Spenderkartei) bei Wiederholungsbestimmungen.

Trotz der lückenlosen Festlegungen zum Umfang und den Methoden blutgruppenserologischer Untersuchungen waren Fehlleistungen der Anlaß für uns, externe Qualitätskontrollen in der Form von Ringversuchen durchzuführen und nachdrücklich die generelle, regelmäßige Einführung in der DDR zu fordern [8, 9, 27], wie dieses jetzt [39] durch Untersuchungen im Bezirk Halle bekräftigt wurde.

Die Einrichtungen des Transfusionsdienstes der DDR sollten in ihren Versorgungsbereichen externe Qualitätskontrollen in der Form von Kurzzeit-Ringversuchen mindestens einmal jährlich durchführen. Die Prüfungen sollen die Bestimmung der Blutgruppe auch unter Einschluß fehlender Alloantikörper oder irregulärer Antikörper, des Rh-Faktors „D" mit der Variante „D^u", der Kreuzprobe mit positiven Reaktionsausfällen in einzelnen Ansätzen und mindestens den Papain-Test als Antikörper-Suchtest zur Kontrolle der Immunprophylaxe mit Human-Immunglobulin Anti-D umfassen.

Dazu ist die Bereitstellung von 5—10 entsprechenden Serum- und Erythrozytenproben notwendig. Die Untersuchungen sollten an einem Tag in Einfachuntersuchungen unter Routinebedingungen durchgeführt werden. Durch geeignete Verschlüsselung des Materials sollte weiterhin gewährleistet werden, daß die gleichen Untersuchungen von mehreren Assistentinnen gleichzeitig gemacht werden [39] und eine gegenseitige Kontrolle durch Vergleich unmöglich ist.

Literatur

[1] Anordnung zur Durchführung der Immunprophylaxe des durch Rh-Inkompatibilität bedingten Morbus haemolyticus neonatorum vom 31. 12. 1970 (GBL. II, S. 798).
[2] Arzneibuch der Deutschen Demokratischen Republik 2. Ausgabe. Berlin: Akademie-Verlag 1975.
[3] Blood group immunology. Theoretical and practical concepts. Dade-Information 1976.
[4] B. BODEN u. D. STRAUSS, in: Ergebnisse der Blut-, Gewebe- und Organkonservierung, Festschrift 1969. (Hrsg. G. Fünfhausen, Berlin u. H. Wegner, Leipzig).
[5] K. G. BOROVICZÉNY u. R. MERTEN: Systematik der Qualitätskontrolle im medizinischen Laboratorium. Berlin: Medicus Verlag GmbH, 1972.
[6] W. BRANDSTÄDTER: Z. ges. inn. Med. **33** (1978), 271.
[7] W. BRANDSTÄDTER: Ber. Ges. Inn. Med. **10** (1976), 23—26.
[8] W. BRANDSTÄDTER u. M. BRANDSTÄDTER: Qualitätssicherung und -kontrolle blutgruppenserologischer Untersuchungen vor Transfusionen. Vortrag 8. Tagung der Gesellschaft für Hämatologie und Bluttransfusion der DDR, 15.—17. 10. 1975 in Karl-Marx-Stadt.
[9] M. BRANDSTÄDTER u. W. BRANDSTÄDTER: Z. ges. Hyg. **23** (1977), 386.
[10] W. BRANDSTÄDTER u. M. BRANDSTÄDTER: Zbl. Gynäk. **92** (1970), 176.
[11] W. BRANDSTÄDTER, G. FÜNFHAUSEN u. V. KRAUSE: Folia haemat. Lpz. **92** (1969), 402.
[12] H. BUSCH, B. v. EISENHART MOTHE u. E. HOCHWELLER: Münch. med. Wschr. **112** (1970), 341.
[13] R. R. A. COOMBS, A. E. MOURANT u. R. R. RACE: Brit. J. exp. Path. **26** (1945), 255.
[14] I. DUNSFORD u. C. C. BOWLEY: Techniques in blood grouping. Edinburgh und London: Oliver and Boyd 1955.

[15] I. DUNSFORD, C. C. BOWLEY, A. M. HUTCHISON, J. S. THOMPSON, R. SANGER u. R. R. RACE: Brit. med. J. **II** (1953), 81.

[16] T. FURUHATA u. M. EGUCHI: Proc. Jap. Acad. Vol. **31**, № 8 (1955), 555, zit. nach [42].

[17] Gesetz über den Verkehr mit Arzneimitteln — Arzneimittelgesetz vom 5. 5. 1964 (GBL. I S. 101) — Anpassungsgesetz vom 11. 6. 1968 (GBL. I S. 242; Ber. GBL. II 1968 S. 827).

[18] E. R. GOLD u. L. HOLLÄNDER: Blut **IX** (1963), 188.

[19] J. J. GRIFFITTS u. R. P. SCHMIDT: Ärztl. Lab. **11** (1965), 157.

[20] U. F. GRUBER: Blutersatz. Berlin—Heidelberg—New York: Springer-Verlag 1968.

[21] F. J. GRUNDBACHER: Z. Immun.-Forsch. **134** (1967), 317.

[22] W. HELMBOLD u. O. PROKOP: Blut **IV** (1958), 190.

[23] H. HUDEMANN: Z. ges. Hyg. **7** (1961), 395.

[24] H. HUDEMANN u. W. BRANDSTÄDTER: Zschr. ärztl. Fortbild. **58** (1964), 1020.

[25] A. KECK, H. REDETZKY, H. THIELE u. K. WINTER: Leitfaden des Transfusionswesens. 2. Auflage. Berlin: VEB Verlag Volk und Gesundheit 1977.

[26] M. KRÜPE: Die Blutgruppen des Menschen. Fulda: Selbstverlag Martin Krüpe 1969.

[27] N. LAHMANN u. W. BRANDSTÄDTER: Zbl. Gynäk. **100** (1978), 208.

[28] K. LANDSTEINER u. A. S. WIENER: Proc. Soc. exp. Biol. Med. **43** (1940), 223.

[29] P. LEVINE u. R. E. STETSON: J. Amer. med. Assoc. **113** (1939), 126.

[30] B. LÖW: Vox Sang. **5** (1955), 94.

[31] A. MÁJSKY: Fol. haemat. Lpz. **91** (1969), 457.

[32] C. MAURER u. J. BÜTTNER: Dtsch. med. Wschr. **100** (1975), 1567.

[33] P. L. MOLLISON u. M. CUTBUSH: Lancet **I** (1955), 1290.

[34] P. L. MOLLISON: Blood transfusion in clinical medicine. Third Edition (1961), Reprinted 1964. Blackwell Scientific Publications, Oxford.

[35] P. L. MOLLISON: Blood transfusion in clinical medicine. 5. Auflage. Blackwell Scientific Publications, Oxford, 1972.

[36] P. L. MOLLISON: Festvortrag 16. Kongreß der Deutschen Gesellschaft für Bluttransfusion vom 28.—31. 5. 1974 in Berlin. Forschungsergebnisse der Transfusionsmedizin & Immunhaematologie Teil 1, Bd. 2, Berlin: Medicus Verlag GmbH.

[37] B. P. L. MOORE: What is a "safe transfusion". ISBT Newsletter, Bulletin de la SITS № 2, April 1979.

[38] C. MORESCHI: Zbl. Bakt. I. Orig. **46** (1908), 49.

[39] H. PESCHKE u. W. WEISS: Z. ärztl. Fortbild. **73** (1979), 743.

[40] PINEDA u. a.: Transfusion **18** (1978), 1 zit. nach [37].

[41] M. J. POLLEY, M. ADINOLFI u. P. L. MOLLISON: Vox Sang. **8** (1963), 385.

[42] O. PROKOP u. G. UHLENBRUCK: Lehrbuch der menschlichen Blut- und Serumgruppen. 2. Auflage. Leipzig: VEB Georg Thieme-Verlag 1966.

[43] B. REICHELT u. W. BRANDSTÄDTER: Z. med. Labor.-Diagn. **18** (1977), 257.

[44] Richtlinie über Früherkennung und Erstversorgung von Neugeborenen mit hämolytischer Krankheit vom 30. 12. 1964. (Verf. u. Mitt. des MfG, Nr. 6, 1965).

[45] Richtlinie Nr. 1 zur Anordnung über den Blutspende- u. Transfusionsdienst vom 5. 12. 1967. (Verf. u. Mitt. des MfG, Nr. 1, 1968).

[46] Richtlinie Nr. 1 für die Durchführung der Immunprophylaxe des durch Rh-Inkompatibilität bedingten Morbus haemolyticus neonatorum in den Immunprophylaxezentren und für die Dokumentation für die Auswertung und Berichterstattung des Transfusionsdienstes vom 31. 12. 1970. (Verf. u. Mitt. des MfG Nr. 2/3 vom 5. 2. 1971).

[47] Richtlinien zur Blutgruppenbestimmung und Bluttransfusion; Ärztl. Lab. 3 (1979), St. 17—32.

[48] U. RINAS: Blutgruppenserologie. Berlin: VEB Verlag Volk u. Gesundheit 1975.

[49] V. SACHS: Ärztl. Lab. **25** (1979), 99.

[50] G. V. F. SEAMAN u. G. UHLENBRUCK: Biochim. Biophys. Acta **64** (1962), 570 zit. nach [42].

[51] P. SPEISER: Wien. Klin. Wschr. **84** (1972), 553.

[52] W. SPIELMANN: Transfusionskunde. Stuttgart: Georg Thieme-Verlag, 1967.

[53] W. SPIELMANN: Ergebn. Hyg. Bakt. **28** (1954), 203.

[54] W. Spielmann u. S. Seidl: Dtsch. med. Wschr. **92** (1967), 1257.
[55] F. Stratton: Vox Sang. **3** (1953), 43.
[56] K. Thielmann, A. Horn, D. Klemmt, R. Bublitz, B. Horn, R. Ballaschke u. H. Buhler: Dt. Gesundh.-wesen **27** (1972), 1575.
[57] O. Thomsen u. K. Kettel: Zschr. Immunit.-Forsch. **63** (1929), 67.
[58] Transfusions- und Infusionsordnung. Herausgegeben vom Ministerium für Gesundheitswesen der DDR. Berlin: VEB Verlag Volk u. Gesundheit, 1969.
[59] G. Uhlenbruck: Ärztl. Lab. **15** (1969), 174.
[60] A. S. Wiener u. H. R. Peters: Ann. Int. Med. **13** (1940), 2306.
[61] R. Würdig u. W. Brandstädter: Dt. Gesundh.-wesen **31** (1976), 1323.

Antierythrozytäre Autoantikörper

Verwendete Abkürzungen:

AAk	Autoantikörper
AHG	Antihumanglobulin
AIHA	autoimmunhämolytische Anämie(n)
DL	Donath-Landsteiner
KA	Kälteagglutinin(e)
2-ME	2-Mercaptoethanol
PCH	paroxysmale nächtliche Hämoglobinurie

1. Allgemeines

Der Nachweis antierythrozytärer AAk gilt als Voraussetzung der Diagnose einer AIHA [1—4]. Die Erkennung und Differenzierung derartiger abnormer Immunglobuline an Erythrozyten setzen die Einhaltung strenger methodischer Kriterien von der Materialgewinnung bis zur Befunderhebung, eine enge Zusammenarbeit zwischen Kliniker und Labordiagnostiker sowie ein fundiertes immunhämatologisches Wissen bei der Interpretation der Untersuchungsergebnisse voraus. Die standardisierten Labormethoden legen hierfür eine untere Grenze der diagnostischen Qualität fest, die zusätzliche spezielle Verfahren in der Hand des Erfahrenen nicht ausschließt.

Im Abschnitt „C, Allgemeines" der Diagnostischen Laboratoriumsmethoden sind wesentliche Hinweise zur Sicherung dieser Qualität gegeben. Neben den auch bei blutgruppenserologischen Untersuchungen geltenden Kriterien (siehe „Blutgruppenserologie, Allgemeines") sind beim Nachweis antierythrozytärer AAk einige weitere Besonderheiten zu beachten.

Entscheidend für die Sicherheit der immunhämatologischen Diagnostik ist in erster Linie die Güte der AHG-Seren, da dem AHG-Test bei der Diagnose einer AIHA besondere Bedeutung zukommt. Brauchbare AHG-Seren sollen Antikörper gegen die Immunglobuline der Klassen IgG, IgA und IgM sowie gegen die Komplementkomponenten C3 (β1C/1A) und C4 (β1E) enthalten. AAk mit IgD- oder IgE-Struktur sind bisher an Erythrozyten nicht bekannt geworden [5, 6]. Die positiven Kontrollversuche beim quantitativen direkten AHG-Test stellen eine praktikable Methode zur Prüfung auf Antikörper im AHG-Serum — vorwiegend gegen IgG und C3 — dar.

Der Nachweis von IgA- und IgM-Globulin sowie C4 gelingt in der Regel nur mit monospezifischen Antiseren gegen diese Proteine in einer erweiterten Untersuchung mit speziellen Kontrollen.

Die Art der Materialgewinnung ist bei der AAk-Diagnostik gegen Erythrozyten von prinzipieller Bedeutung [2, 4, 7]. Bereits 1950 konnte Dacie [8] nämlich sichern, daß bei Ab-

kühlung des Blutes durch Vermittlung der bei nahezu allen Erwachsenen vorkommenden physiologischen KA Komplement an die Erythrozyten gebunden wird und dadurch ein „falsch positiver" AHG-Test entstehen kann. Ein positiver AHG-Test durch erythrozytär fixierte Komplementkomponenten — also vom Non-Gammatyp — ist nicht selten und klinisch in der Regel ohne besondere Bedeutung [1—4, 7, 9]. Bei Unklarheit über die Ursache eines positiven direkten AHG-Tests oder die Natur eines vermuteten AAk kommt deshalb der Blutabnahme und Trennung von Serum und Erythrozyten unter strikter Vermeidung von Abkühlungen unter Körpertemperatur eine wesentliche Bedeutung zu. Ein weiterer Grund für die Notwendigkeit der Trennung des Serums von den Erythrozyten bei Körpertemperatur ist die Tatsache, daß Kälte-AAk bei Abkühlung z. T. an die eigenen Erythrozyten gebunden werden, dadurch bei Prüfung des Serums falsch negative Ergebnisse oder zu niedrige Titer resultieren [2, 4, 7]. Grundsätzlich soll die Gewinnung des Prüfmaterials in der am Schluß des Kapitals „C, Allgemeines" angegebenen Weise erfolgen. Von dieser Verfahrensweise kann abgewichen werden, wenn bereits Wärme-AAk bekannt sind (Kontrolluntersuchungen) oder ihr Vorliegen als sehr wahrscheinlich anzusehen ist.
Die Bindung der Kälte-AAk (KA und DL-Antikörper) an die Erythrozyten erfolgt optimal bei 0 °C; sie nimmt zu höheren Temperaturen hin kontinuierlich ab [1, 10]. Für die Durchführung der Antikörperbindungsphasen bei Kälte-AAk ist daher die Verwendung eines Eiswasserbades vorgeschrieben, um standardisierte Temperaturbedingungen für die Teste zu schaffen und die tatsächlich höchsten Titerwerte und optimalen Bindungsverhältnisse zu erzielen.
Die im Abschnitt „Antierythrozytäre AAk, Allgemeines" den Methoden vorangestellte Aussage, daß bei der Klärung einer hämolytischen Anämie der Umfang der Prüfung den jeweiligen Erfordernissen anzupassen ist, soll in zweifacher Hinsicht verstanden werden:

1. als Forderung zur vollen Nutzung der konkret realisierbaren Methoden unter Beachtung des aktuellen Erkenntnisstandes und
2. als Aufruf zur engen Kooperation zwischen Kliniker und immunhämatologischem Labor.

Diese letztgenannte gegenseitige Information ist gerade bei der Diagnostik der AIHA von entscheidender Bedeutung [7, 11, 12]. So bestimmen u. a. Angaben zur Person des Patienten, zur Grundkrankheit, zum ersten Auftreten und zu eventuellen Temperaturabhängigkeiten der Symptome die Richtung und das Ausmaß der serologischen Untersuchungen. Die richtige Diagnosefindung ist aber auch von der Kenntnis der serologischen Phänomene an Erythrozyten und im Serum bei AIHA und insbesondere deren Relevanz im Einzelfall abhängig. Der Nachweis abnormer Immunglobuline, die als AAk mit den patienteneigenen Erythrozyten reagieren, oder von Komplementbestandteilen an Erythrozyten, die Erkennung und Interpretation „falsch positiver" und „falsch negativer" Testergebnisse [2, 7, 9, 13] bilden die Grundpfeiler dieser Diagnostik.
Bei AIHA kommen vier bis fünf serologisch unterscheidbare AAk-Kategorien vor, deren Zuordnung zu den entsprechenden klinischen Krankheitsbildern Tab. 1 darstellt.
Unter Beachtung der Vielfalt der antierythrozytären AAk und der im Einzelfall immer wieder imponierenden Variabilität ihrer serologischen Reaktionsweise [14] ist ein schematisches Vorgehen bei der Diagnostik nicht möglich. Dennoch soll in dem in Tab. 2 skizzierten Untersuchungsgang versucht werden, Leitlinien der Diagnostik erkennbar zu machen. Da-

Tabelle 1
AIHA und die bei ihnen nachweisbaren AAk

Klinische Krankheitsbilder	AAk-Kategorien
I. *Wärmeautoantikörperanämie*	1. inkomplette Wärme-AAk
1. idiopathisch chronisch und subakut	2. Wärmehämolysine
2. symptomatisch chronisch	
3. symptomatisch akut (passager, postinfektiös)	
II. *Kälteagglutininkrankheit*	3. Kälteagglutinine
1. idiopathisch chronisch	
2. symptomatisch chronisch	3a. Monothermische Kälte-hämolysine
3. symptomatisch akut (passager, postinfektiös)	
III. *Paroxysmale Kältehämoglobinurie*	4. Bithermische Kältehämolysine (Donath-Landsteiner-Antikörper)
1. chronisch nichtsyphilitisch	
2. chronisch syphilitisch	
3. symptomatisch akut (passager, postinfektiös)	

bei ist ein stufenweises Vorgehen mit sinnvollem Ausbau des Untersuchungsganges in Abhängigkeit von vorliegenden Ergebnissen eingeschlossen.
In begründeten Verdachtsfällen auf Vorliegen einer AIHA sollen mindestens der quantitative direkte AHG-Test, der Nachweis von KA und von bithermischen Kältehämolysinen in der eben genannten Reihenfolge ausgeführt werden. Der Einsatz weiterer Methoden zur immunchemischen Charakterisierung und Spezifitätstestung der nachgewiesenen AAk kann folgen. Er ist vom Vorhandensein geeigneter Testseren und Testerythrozyten in ausreichender Zahl und Qualität, der sicheren Beherrschung der Methodik sowie der Erfahrung in der Beurteilung immunhämatologischer Reaktionen, wie sie in serologisch arbeitenden Speziallaboratorien des Typs IV gegeben sein sollen, abhängig [7, 11, 14]. Schließlich müssen zur optimalen Erfassung von AAk bei AIHA neben den vorgelegten standardisierten Prüfmethoden in einzelnen, begründeten Fällen Untersuchungsverfahren eingesetzt werden, die hier nur beispielhaft genannt werden, um die weitergehenden diagnostischen Möglichkeiten anzudeuten: AHG-Teste mit spezifischen Anti-Immunglobulin- und Anti-Komplementkomponenten-Antikörpern, Fermentteste, Nachweis von Wärmehämolysinen mit und ohne Fermentbehandlung der Erythrozyten, Autohämolysetest, indirekter „Kälte"-AHG-Test zum Nachweis von DL-Antikörpern.

2. Quantitativer direkter Antihumanglobulin-Test

2.1. Allgemeines

Der 1945 von Coombs und Mitarb. [15] zum Nachweis inkompletter Blutgruppenantikörper entwickelte AHG-Test wurde bereits ein Jahr später zur Differenzierung der erworbenen, AAk-bedingten von den meist angeborenen, korpuskulär bedingten hämolytischen Anämien eingesetzt [16, 17]. Da die autozytotrope und pathogene Wirkung der

Tabelle 2
Serologische Untersuchungen bei Verdacht auf AIHA

Blut (37 °C)						
Erythrozyten			Serum			
quantitativer direkter AHG-Test					*Nachweis von KA*	
positiv	negativ			Titer erhöht	Titer normal	
Immunglobulindifferenzierung (Gammaglobulin-Neutralisationstest, (AHG-Test mit spezif. Antiseren)				1. Monothermische Kältehämolysine 2. Temperaturamplitude 3. Hitzeelution 4. Immunglobulindifferenzierung im Serum und Eluat (2-ME, Immundiffusion) 5. Spezifitätstestung	*Donath-Landsteiner-Test*	
„Gamma“	„Non-Gamma“		Wärmehämolysine		positiv	negativ
Antikörperelution					1. Spezifitäts-testung 2. Temperatur-amplitude 3. Immun-globulin-differenzierung	„Kälte“-AHG-Test
1. Spezifitätstestung im Blut 2. Immunglobulindifferenzierung		Vergleich	Antikörpernachweis und Spezifitätstestung im Serum			

antierythrozytären AAk inzwischen zweifelsfrei bewiesen ist, ist die Bedeutung des AHG-Tests für die Diagnostik der AIHA allgemein anerkannt [17—21].
Besondere Bedeutung kommt dem direkten AHG-Test für die Erkennung von Wärme-AAk-Anämien zu. Diese Form macht rund drei Viertel aller Fälle von AIHA aus [17, 19, 22, 23]. Serologisches Charakteristikum der Wärme-AAk-Anämien sind inkomplette Wärme-AAk, die in vivo erythrozytär gebunden sind und meistens zur Immunglobulinklasse IgG, seltener IgA oder IgM [24—27] gehören. Auffallend ist, daß diese Wärme-AAk im Gegensatz zu den serologisch recht ähnlichen Rh-Antikörpern in einem hohen Prozentsatz der Fälle komplementbindend sind [18—20, 28—30], wobei der Komplementanteil an der Erythrozytenoberfläche in einzelnen Fällen sogar den IgG-AAk-Anteil übersteigen („zudecken") kann [30]. Mindestforderungen an ein AHG-Serum zur Erfassung von AAk sind daher ein ausreichend hoher Gehalt von Antikörpern gegen IgG und C3, besser auch noch IgA und IgM sowie das Fehlen von störenden Femdantikörpern, besonders Anti-T und Artantikörpern [18, 20, 21, 30, 31]. Über die Notwendigkeit bzw. Vorteile von Anti-C4 (insbesondere in hoher Konzentration) im AHG-Serum sind die Meinungen in der Literatur noch uneinheitlich [30—33], da eine isolierte Reaktion mit Anti-C4 sehr selten ist, höhere Anti-C4-Anteile u. U. aber zu „falsch positiven" AHG-Testen führen.

2.2. Prinzip

Erythrozyten, die mit menschlichen Globulinen beladen sind, werden von tierischen AHG-Seren agglutiniert, wenn letztere Antikörper in geeigneter Konzentration enthalten, die mit den fixierten Humanglobulinen reagieren können (siehe „Blutgruppenserologie, Antihumanglobulin-Test"). Da Wärme-AAk nahezu regelmäßig eine sog. Prozone im serologischen Ansatz verursachen, ist die Prüfung mit einer Verdünnungsreihe des konzentriert aufbewahrten AHG-Serums vorzunehmen [18—21, 30, 34]. Zur Erfassung verschiedener Gamma- (Immunglobuline) und Non-Gammaglobuline (Komplement) ist die Verwendung von mindestens zwei verschiedenen AHG-Seren erforderlich [18—21].
Unter Beachtung der methodischen Vorschriften der Materialgewinnung und Prüfung sowie der angegebenen Kontrollversuche ist der quantitative direkte AHG-Test weitgehend spezifisch für den Nachweis von in vivo gebundenen Immunglobulinen und/oder Komplementkomponenten. Voraussetzung ist allerdings die Verwendung geeigneter sog. Breitspektrum-AHG-Seren mit Wirksamkeit gegen Gamma- und Non-Gammaglobuline, die in den Kontrollansätzen sichtbar werden muß. Bei Verwendung der bisher handelsüblichen Testseren kann auch bei Deklaration als „Anti-Humanglobulinserum" (s. Monographie im 2. AB—DDR) diese Eignung nicht ohne weiteres unterstellt werden; der Einsatz erfordert eine Auswahl geeigneter Chargen im eigenen Labor (eigene Erfahrungen).

2.3. Prüfansätze

Bei der unter „C, Allgemeines" der Diagnostischen Laboratoriumsmethoden angegebenen Gewinnung des Prüfmaterials mit Trennung der Erythrozyten und nachfolgender Waschung bei 37 bis 42 °C haften in der Regel nur die Wärme-AAk. Die Bindung von Kälte-AAk (KA, DL-Antikörper) oder die durch sie vermittelte Bindung von Komplementfaktoren unterbleibt, so daß die Prüfung bei Fällen von KA-Krankheit oder PCH im

allgemeinen ein negatives Ergebnis bringt [19, 20]. Abkühlungen des Blutes können jedoch vor allem beim Transport zum Labor bereits zur Bindung solcher Kälteantikörper und nachfolgend von Komplement führen. Während erstere durch das Waschen bei 37 bis 42 °C leicht eluierbar sind, haften die Komplementbestandteile fester. Der quantitative direkte AHG-Test kann dann durch Reaktion mit den Komplementkomponenten positiv ausfallen (meist nur mit den niedrigen Verdünnungsstufen des AHG-Serums, im Gammaglobulin-Neutralisationstest vom Non-Gamma-Typ). Die Prüfmaterialgewinnung bei 37 bis 42 °C ist daher für die Aussage des Testes von wesentlicher Bedeutung.
Die Wahl einer 5%igen Erythrozytensuspension für die Prüf- und Kontrollansätze orientiert sich an der Monographie „Anti-Humanglobulinserum" des 2. AB—DDR, obwohl derart geringe Zellkonzentrationen das Entstehen von Prozonen begünstigen [18—21, 30, 31].

2.4. Kontrollansätze

Die Kontrollversuche dienen in erster Linie der Wirksamkeits- und Reinheitsprüfung der zur Verfügung stehenden AHG-Seren. Im Kontrollversuch 1 wird auf das Vorliegen von Anti-IgG, im Kontrollversuch 2 vor allem auf das Vorliegen von Anti-C3 und -C4, im Kontrollversuch 3 auf das Fehlen störender Antikörper (Artantikörper, blutgruppenspezifische Antikörper, Anti-T, Anti-Tranferrin u. a.) geprüft [18—21, 30]. Auf die Schwierigkeiten der Präparation von Testerythrozyten, die mit definierten Komplementbestandteilen beladen sind, kann hier nur hingewiesen werden [24, 28, 29, 32, 33, 35]. Aus praktischen Erwägungen ist für den Kontrollversuch 2 die ursprüngliche, überall leicht ausführbare „Non-Gamma"-Kontrolle nach Dacie [18, 36] gewählt worden, da sicher komplementbindende Blutgruppenantikörper nicht immer verfügbar sein werden und die Komplementbindung selbst auch in diesem Fall besonderer Kontrollen bedürfte.
Einfache Möglichkeiten der verbesserten Komplementbindung sind die Verwendung von Lösungen geringer Ionenstärke bei der Inkubation von Frischserum und Kontrollerythrozyten [37] oder der Zusatz von Inulin [31, 35]. Für die Anti-IgA-, -IgM-, -C3-, -C4-Anteile in AHG-Seren sind jeweils spezielle Kontrollansätze erforderlich [21, 29, 31, 33, 35], die hier nicht im einzelnen beschrieben werden können und nur bei speziellen Fällen oder Fragestellungen eine Rolle spielen.

2.5. Beurteilung

Ein positiver direkter AHG-Test legt in Verbindung mit Hämolysezeichen stets den Verdacht auf eine AIHA nahe [17—21, 30]. Er bedarf allerdings stets der weiteren Klärung durch Sicherung der AAk-Natur und immunchemischen Charakterisierung des an die Erythrozyten gebundenen Globulins (Absprengung, Gammaglobulin-Neutralisationstest, AHG-Teste mit spezifischen Antiseren gegen einzelne Immunglobulinklassen und Komplementbestandteile). Ohne positiven direkten AHG-Test ist die Diagnose einer Wärme-AAk-Anämie nur schwer aufrechtzuerhalten [17, 18]. Fälle solcher AIHA mit negativem direkten AHG-Test sind extreme Seltenheiten [38, 39]. Die Vielzahl der möglichen Ursachen falsch positiver und falsch negativer Testergebnisse sollen dem immunhämatologisch arbeitenden Labordiagnostiker geläufig sein. Sie können hier nicht im einzelnen diskutiert werden; dazu sei auf die entsprechenden Standardwerke verwiesen [18—21, 30, 31, 40].

Beachtet werden muß aber bei der Interpretation, daß positive direkte AHG-Teste — insbesondere durch gebundenes Komplement — nicht selten auch ohne Zeichen einer Hämolyse vorkommen können [17, 19, 41—44].

Die Stärke des quantitativen direkten AHG-Testes — ausgedrückt durch die Zahl und den Agglutinationsgrad der positiv reagierenden Verdünnungsstufen des AHG-Serums — korreliert nicht mit der klinischen Schwere des Krankheitsbildes [17—20, 30]. Lediglich Verlaufskontrollen unter Verwendung ein und desselben AHG-Serums erlauben im Einzelfall gewisse Rückschlüsse auf den Krankheitsverlauf und auf Therapieerfolge. FISCHER und POSCHMANN [30] empfehlen zur besseren Verlaufskontrolle einen speziellen Antiglobulinkonsumptionstest, bei dem das AHG-Serum in optimaler Gebrauchsverdünnung mit den Patientenerythrozyten absorbiert und getestet wird.

3. Gammaglobulin-Neutralisationstest

3.1. Allgemeines

Jede positive Reaktion im direkten AHG-Test ist durch eine Differenzierungsreaktion zur näheren Charakterisierung des an die Erythrozyten gebundenen Proteins zu ergänzen [45—48]. Die wesentliche Frage ist dabei, ob es sich ausschließlich um gebundenes Komplement oder um Immunglobuline (Gammaglobuline) handelt, da gebundenen Komplementkomponenten allein keine besondere diagnostische Bedeutung zukommt [45, 47, 49—52], während nachgewiesene Immunglobuline auf jeden Fall der Klärung bedürfen. Dazu stehen zwei Möglichkeiten zur Verfügung:

1. der ältere Gammaglobulin-Neutralisationstest [53] und
2. die modernere AHG-Reaktion mit spezifischen Antiseren gegen einzelne Immunglobuline und Komplementbestandteile [45, 47, 54].

Spezifische Anti-Immunglobulin- und Anti-Komplementseren stehen für den Einsatz in der Immunhämatologie bisher nur begrenzt zur Verfügung. Eine praktikable Methode ist daher immer noch der Gammaglobulin-Neutralisationstest.

3.2. Prinzip

Im AHG-Test positiv reagierende Erythrozyten werden vergleichend mittels eines sog. Breitspektrum-AHG-Serums ohne und mit Zusatz von Human-Gammaglobulin untersucht [45, 53, 54]. Bleibt der Test auch nach Zusatz von Human-Gammaglobulin positiv, so spricht dies für Non-Gammaglobuline (in der Regel Komplement) an der Erythrozytenoberfläche, da die Anti-Gammaglobulinkomponente des Breitspektrum-AHG-Serums neutralisiert wurde. Da die Gammaglobulin-Präparate neben IgG in geringen Mengen auch IgM und IgA enthalten, wird im allgemeinen die Wirksamkeit gegen alle Immunglobuline — zumindest in einigen Verdünnungen des AHG-Serums — aufgehoben.

3.3. Ausführung

Während ursprünglich zu einem konstanten Volumen eines stark wirksamen AHG-Serums steigende Verdünnungen von Human-Gammaglobulin zugegeben wurden, bevorzugte man

später aus praktischen Überlegungen das umgekehrte Vorgehen [45, 46, 54]. Diese Form ist auch in der Standardvorschrift gewählt worden.
Die parallele Durchführung von quantitativem direkten AHG-Test und Gammaglobulin-Neutralisationstest unter Verwendung derselben AHG-Seren mit und ohne Gammaglobulinzusatz sollte grundsätzlich erfolgen, da sich dabei eventuelle Pipettierfehler auf beide Ansätze gleich auswirken und der Arbeitsaufwand deutlich verringert wird.

3.4. Kontrollansätze

Siehe „Quantitativer direkter AHG-Test".

3.5. Beurteilung

Ein negativer oder stark abgeschwächter Gammaglobulin-Neutralisationstest weist auf Immunglobuline an der Erythrozytenoberfläche hin, unveränderte positive Reaktionen im Vergleich zum quantitativen direkten AHG-Test auf gebundenes Komplement. Während bei Vorliegen von Wärme-AAk in der Regel ein negativer Gammaglobulin-Neutralisationstest resultiert, wird bei einem Teil dieser Patienten — offenbar infolge Komplementfixierung durch diese AAk (siehe 2.1.) — der Test nur abgeschwächt, nicht komplett neutralisiert [45, 46, 48, 54]. Der Nachweis von Komplement an den Erythrozyten ist nicht selten auch bei Patienten ohne Hämolysezeichen (etwa 1 %) oder sogar bei offenbar Gesunden (1 auf 4000) möglich [54—57]. Im Zusammenhang mit einer hämolytischen Anämie deutet ein positiver Gammaglobulin-Neutralisationstest jedoch eher auf Kälte-AAk hin, die zu einer mehr oder weniger starken Komplementbindung führen können.
Eine nähere Differenzierung der erythrozytär fixierten Globuline durch Anwendung spezifischer AHG-Seren ist anzustreben.

4. Nachweis und Differenzierung von Kälteagglutininen

4.1. Allgemeines

KA sind in der Regel komplette AAk mit einer optimalen Reaktionstemperatur von 0 °C, die schon vom Fetus gebildet werden können und regelmäßig als physiologischer Serumbestandteil bei Erwachsenen vorkommen. Die Temperaturamplitude dieser physiologischen KA reicht bis maximal 20 °C. Ihr Titer liegt im allgemeinen unter 1:128. Gesteigerte KA (Titer bis 1:512) kommen bei postinfektiöser passagerer, hochtitrige KA (Titer 1:1000 bis 1:mehreren 100000) bei chronischer KA-Krankheit, vereinzelt auch bei symptomatischen postinfektiösen Erkrankungen vor. Die Titererhöhung geht mit einer verbreiterten Temperaturamplitude bis zu 34 °C sowie einer erhöhten Reaktionsgeschwindigkeit einher und ist zumeist mit einer hämolysierenden Aktivität der KA („monothermische Kältehämolysine") verbunden. Die Kälteagglutination ist bei 37 °C voll reversibel. (Übersichten bei [58—64]).
KA sind meist AAk der Klasse IgM, seltener der Klassen IgA, IgG oder gemischte IgG-IgM-Antikörper [63, 64]. Von der Immunglobulinstruktur der KA hängt wie bei anderen

Antikörpern die Komplementbindungsfähigkeit und damit die prognostisch wichtige hämolytische Aktivität ab. Bei chronischer KA-Krankheit ist stets ein monoklonales KA — meist vom Typ IgMϰ — nachzuweisen, das damit Paraproteinchrakter hat [65]. Passagere postinfektiöse Formen zeigen bis auf wenige (monoklonale) Ausnahmen polyklonale KA.
KA können gegen Antigene des Ii-Systems [66, 67], des Pr-Komplexes [63, 66—70], gegen Gd [71] und andere Blutgruppenantigene [72, 73] gerichtet sein. Die Differenzierung von I/i ist durch Verwendung von Erwachsenen- (voll ausgeprägtes I-Antigen, Frequenz von ii 1:5000 nach [66]) und Nabelschnurerythrozyten (I-Antigen noch nicht entwickelt, imponieren als „i") möglich. Durch Einwirkung von Proteasen (Papain, Bromelin, Ficin usw.) werden die Ii-Antigene verstärkt. Die Antigene Pr_{1-3} werden durch Proteasen und Neuraminidase, das Antigen Pr_a nur durch Proteasen inaktiviert. Da nach den jüngsten Ergebnissen der KA-Forschung die Spezifität und Immunglobulinstruktur der KA bestimmten Formen der KA-Krankheit bzw. bestimmten Grundkrankheiten zuzuordnen sind, ergeben sich aus der Spezifitäts- und Strukturbestimmung der KA differentialdiagnostische Hinweise. Deshalb sollten diese Untersuchungen heute in immunhämatologischen Laboratorien über den reinen KA-Nachweis hinaus ausgeführt werden [61—64].

4.2. Prinzip

Der Nachweis pathologisch gesteigerter KA erfolgt aus dem Serum, das bei Körpertemperatur von den Erythrozyten getrennt werden muß. Durch Inkubation von vier geometrischen Verdünnungsreihen des Serums mit Suspensionen von nativen 0-Erwachsenen-, nativen 0-Neugeborenen-, papainbehandelten 0-Erwachsenen- und Patientenerythrozyten ist es möglich, gleichzeitig den Nachweis der KA zu führen und den Titer sowie in der Mehrzahl der Fälle auch die Spezifität zu bestimmen [61, 63, 64]. Die Reaktion mit den Patientenerythrozyten ist in der Regel schwächer als mit Testerythrozyten, was besonders bei Ermittlung der Temperaturamplitude deutlich wird [58, 74, 75].

4.3. Ausführung

Die Trennung von Serum und Erythrozyten muß — wie bereits betont — bei 37 bis 42 °C erfolgen, um eine Bindung der KA an die eigenen Erythrozyten und u. U. nachfolgend von Komplement zu vermeiden. Eine Abkühlung des Blutes vor der Serumabtrennung könnte den KA-Titer reduzieren und durch die Komplementbindung einen positiven direkten AHG-Test (vom Non-Gammatyp) an den Erythrozyten verursachen, da durch nachfolgendes „warmes" Waschen der Erythrozyten die KA zwar leicht und vollständig, die Komplementbestandteile aber kaum zu entfernen sind.
Bei der Ablesung der Reaktionen ist wegen der sehr schnellen Wärmereversibilität der Kälteagglutination eine Erwärmung des Ansatzes ebenfalls zu vermeiden, d. h. es muß sehr schnell oder im Kühlraum die Agglutination beurteilt werden, da sonst ebenfalls Titerverluste resultieren können.

4.4. Beurteilung

Die Ermittlung der Titer erfolgt in der üblichen Weise durch Beurteilung der Agglutinationsstärken. Die wahrscheinlichen KA-Spezifitäten können bei Verwendung der vorge-

sehenen 3 Testerythrozyten und der eigenen Erythrozyten anhand der Tab. 3 ermittelt werden.
Die Normalwerte bei Gesunden werden nicht ganz einheitlich mit Titerwerten bis zu 1:32 bis 1:128 angegeben, wobei nicht immer angemerkt ist, ob die Erythrozytensuspension als Verdünnungsfaktor mitgerechnet wurde oder nicht [58, 62, 74]. DACIE und LEWIS [59] geben folgende Normalwerte an: gegen Erwachsenenerythrozyten bis 1:32, gegen Neugeborenenerythrozyten bis 1:8, gegen enzymbehandelte Erythrozyten bis 1:64. Im Hinweis 3 der Methodenvorschrift sind diese Werte unter Hinzurechnung der Verdünnung durch die Erythrozytensuspension übernommen worden. Da bei Patienten mit KA-Krankheit Mindesttiter von 1:1000 bis 1:2000 zur Beobachtung gelangen, treten Reaktionen im fraglichen Bereich relativ selten auf.

Tabelle 3
Charakteristische Reaktionen bei I/i- und Pr-KA

1. nativ vom Erwachs.	2. nativ vom Neugeb.	3. papain-behandelt	4. vom Patienten	Spezifität
stark (+ +)	schwach	stark (+ + +)	stark (+)	I
schwach	stark (+ +)	stark (+ + +)	stark (+)	i
stark (+ +)	stark (+ +)	aufgehoben	stark (+)	Pr

Nach ROELCKE [61—63] gibt es enge Beziehungen zwischen der Spezifität der KA und bestimmten Grundkrankheiten. So treten Anti-I-KA bei der chronischen KA-Krankheit als monoklonale Paraproteine und passager, in der Regel als polyklonale Immunglobuline nach Mycoplasma pneumoniae- und Cytomegalievirus-Infektion auf. Anti-i-KA werden bei infektiöser Mononukleose durch Epstein-Barr-Viren passager und chronisch bei Retikulumzellsarkom induziert. Die seltenen nach Röteln auftretenden KA besitzen die Spezifität Anti-Pr. Anti-Pr-KA kommen aber auch bei obligaten und benignen Paraproteinosen sowie bei Non-Hodgkin-Lymphomen vor.
Zur Aussage über die Immunglobulinzugehörigkeit eignen sich die 2-Mercaptoethanol-Reaktion und Immundiffusionsteste mit spezifischen Anti-Immunglobulinseren. Diese letzte Methode ist auch zur Klärung der Leichtkettenmonotypie geeignet.
Bei Feststellung erhöhter KA-Titer sollen als ergänzende Untersuchungen in jedem Fall die Temperaturamplitude (siehe Hinweis 2 der Methodik) und die lysierende Potenz der KA (siehe „Nachweis monothermischer Kältehämolysine") bestimmt werden, um die Dignität derselben serologisch weiter zu charakterisieren.

5. Nachweis von monothermischen Kältehämolysinen

5.1. Allgemeines

DACIE [76] beschrieb 1950 als erster die serologischen Besonderheiten dieser AAk und grenzte sie eindeutig von den lange bekannten bithermischen Kältehämolysinen (= DL-Antikörper) ab. Weitere Untersuchungen zeigten, daß diese Antikörperaktivität nur in Seren mit erhöhtem KA-Titer vorkommt [77]. Heute ist allgemein anerkannt, daß die sog. monothermischen Kältehämolysine keine eigenständige Antikörperkategorie darstellen,

sondern die infolge Komplementbindung hämolytisch wirksame Komponente der KA unter geeigneten Testbedingungen repräsentieren (Übersicht bei [78]).
Die serologischen Charakteristika der monothermischen Kältehämolysine sind [76—79]: optimale Bindung der Antikörper im leicht sauren Bereich (um pH 6,8) im Gegensatz zu den DL-Antikörpern, Abfall der Bindungskurve des Antikörpers von 0 °C auf etwa 30 bis 32 °C mit Reversibilität der Bindung bei 37 °C, Komplementbindung steigend im Bereich von 10° auf 40 °C, immunchemische Übereinstimmung mit den KA (Immunglobulinklasse) und gleiche Spezifität.
Der Nachweis der monothermischen Kältehämolysine und damit der hämolytischen Wirksamkeit der Kälte-AAk ist im Einzelfall prognostisch bedeutsam. Nur Kälte-AAk mit Komplementbindungsfähigkeit können auch klinisch eine Hämolyse erzeugen [78, 80]. Die nicht komplementbindungsfähigen IgA-KA verursachen nach den bisher bekannten Fällen keine intravasale Hämolyse [80, 81].

5.2. Prinzip

Der zum Nachweis dienende serologische Reaktionsansatz muß den bekannten Verhaltensweisen des nachzuweisenden Antikörpers entsprechen. Dies bedeutet für die monothermischen Kältehämolysine: Testansatz im Temperaturbereich, bei dem sich Antikörper- und Komplementbindung überschneiden (siehe Abb. 1), Ansäuerung und Komplementzusatz.

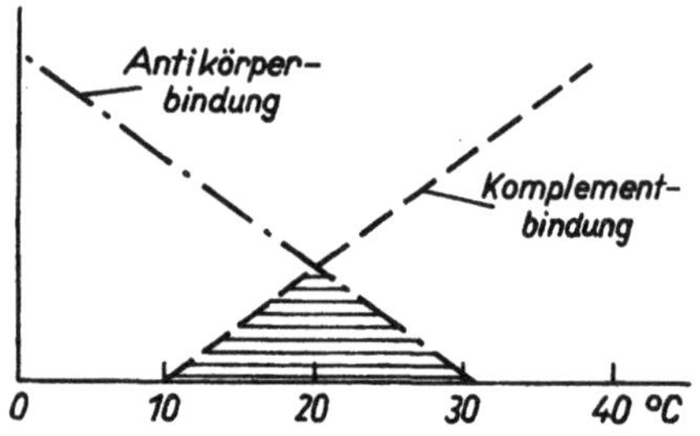

Abb. 1

Die erforderliche optimale Temperatur liegt etwa bei 18 bis 25 °C. Die Ansäuerung des Serums mit 1/10 Volumen Salzsäure (200 mmol/l) ergibt den gewünschten pH um 6,7 bis 6,8. Da Patienten mit KA-Krankheit relativ häufig einen erniedrigten Serumkomplementspiegel haben [78, 79, 82], ist die Verwendung von frischem, kompatiblem Normalserum bei der Herstellung der Serumverdünnungsreihe als Komplementquelle erforderlich.

5.3. Beurteilung

Monothermische Kältehämolysine wurden bisher nur in Seren mit erhöhtem KA-Gehalt beobachtet [77—79, 82, 83]. Sie sind in solchen Seren allerdings nicht obligat und auch mit unterschiedlichen, stets geringerem Titer als die KA vorhanden. Schubothe [78, 84]

fand in seinem umfangreichen Beobachtungsgut keine Proportionalität zwischen KA- und Kältehämolysintiter und unterscheidet drei Typen:
1. hoher KA-Titer, ziemlich hoher Kältehämolysintiter,
2. hoher KA-Titer, keine Kältehämolysine und
3. mäßig hoher KA-Titer, hoher Kältehämolysintiter.

Offenbar ist die komplementfixierende Fähigkeit der KA individuell verschieden und repräsentiert die bekannte Variabilität der AAk. Die Hämolyse im Testansatz ist in der Regel nicht komplett, so daß auch geringe Rotfärbungen für die Beurteilung mit herangezogen werden müssen.

Wie bei der Bestimmung der KA ist auch hier der Titer bei Verwendung kompatibler Normalerythrozyten gewöhnlich höher als der mit patienteneigenen. Die Untersuchung mit den Patientenerythrozyten ist jedoch einmal als Kontrolle, zum anderen zum Beweis der AAk-Natur der vorliegenden Hämolysine erforderlich.

In Erweiterung der Untersuchungen kann analog zu den Ansätzen bei der Differenzierung der KA durch Verwendung von Erwachsenen-, Neugeborenen- und enzymbehandelten Testerythrozyten eine Spezifitätskontrolle der monothermischen Kältehämolysine vorgenommen werden (Anti-I/i, -Pr o. a.).

6. Nachweis von bithermischen Kältehämolysinen. DONATH-LANDSTEINER-Test

6.1. Allgemeines

Die 1904 von DONATH und LANDSTEINER [85] entdeckten bithermischen Kältehämolysine, die heute nach den Erstbeschreibern in der internationalen Literatur als DL-Antikörper bezeichnet werden, stellen den ältesten bekannten AAk dar. Sie sind pathognomonisch für die PCH [86], die in großen Statistiken [87—90] etwa 5% aller Fälle von AIHA ausmacht.

Das charakteristische Merkmal dieser AAk ist die Tatsache, daß die Antikörperbindung nur in der Kälte, die Lyse der Erythrozyten durch Komplement nur in der Wärme erfolgt, ohne daß es wie bei den monothermischen Kältehämolysinen in der Regel einen Überschneidungsbereich gibt (s. Abb. 2).

Dieses Verhalten erfordert den Reaktionsansatz zuerst in der Kälte bei 0 °C, dann in der Wärme bei 40 °C. Die Antikörperbindung erfolgt maximal bei 0 °C und fällt im allgemeinen bis zu 18—20 °C ab [3—8]. RIES und Mitarb. [93] haben bei einem Patienten mit besonders

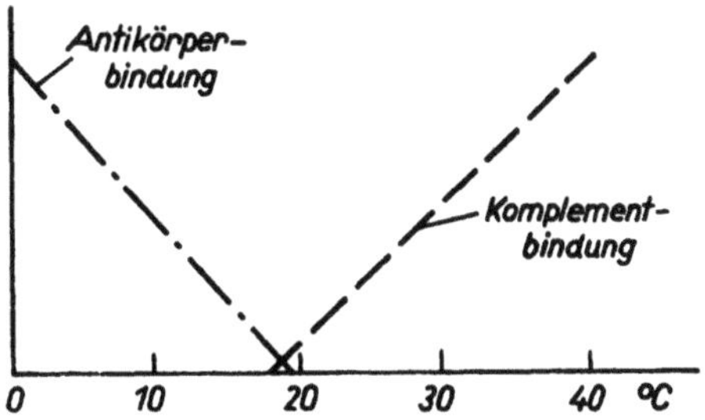

Abb. 2

schwerem Verlauf der PCH eine Ausdehnung der Temperaturamplitude der Antikörperbindung bis auf 32 °C beobachtet, wodurch auch in vitro eine monothermische Hämolyse dieses DL-Antikörpers ermöglicht wurde. Die lytische Komplementwirkung erfolgt optimal bei 37—40 °C und fällt bis auf etwa 15 °C ab.

Nach allen neueren Untersuchungen an DL-Antikörpern ist Komplement sowohl für die Antikörperbindung als auch für die nachfolgende Lyse erforderlich [88, 90, 92, 94—97], wobei in der Kaltphase die Komplementkomponente C1, in der lytischen Warmphase die Komponenten C4, C2 und C3 gebunden werden [90, 96, 97]. Zur Ausschaltung wiederholt beobachteter antikomplementärer Aktivität der PCH-Seren empfiehlt SCHUBOTHE [90] das Waschen der Erythrozyten nach der Kältebindung vor Zugabe des zur Lyse notwendigen Komplements.

Die DL-Antikörper gehören zur Immunglobulinklasse IgG [86, 89, 90, 93—96, 98]. Das pH-Optimum ihrer Bindung liegt bei 7,7. Der Titer der DL-Antikörper überschreitet selten 1:64 bis 1:128. Anders als bei den KA ist der Agglutinintiter gleich hoch oder sogar etwas geringer als der Lysintiter [87, 90, 92, 96].

Die Spezifität der DL-Antikörper liegt offenbar durchweg im P-Blutgruppensystem [86, 90, 99—103]. Sie reagieren vorwiegend mit P_1- und P_2-, nicht mit P^k- und p-Erythrozyten — bis auf eine bisher beschriebene Ausnahme mit p-Spezifität [102]. Die Fälle mit Spezifitäten im I-System — z. T. gekoppelt mit H — [95, 104] halten einer kritischen Prüfung und Nachkontrolle nur wenig stand [86, 103].

Der indirekte AHG-Test ist bei der PCH während einer hämolytischen Krise [88, 90, 92], vereinzelt aber auch im Intervall [95], positiv, meistens aber negativ. Werden die Trennung vom Serum und das nachfolgende Waschen der Patientenerythrozyten bei Temperaturen um 37—40 °C vorgenommen, beobachtet man u. U. einen AHG-Test vom Non-Gammatyp infolge Komplementfixierung [89, 94]. Erfolgen die Trennung und das Waschen jedoch bei Temperaturen unter 10 °C, so läßt sich an den Erythrozyten IgG demonstrieren [89, 95, 105]. Nach DACIE und LEWIS [92] ist bei Verwendung qualitativ hochwertiger Anti-IgG-Seren und Einhaltung von Temperaturen unter 10 °C beim Abtrennen des Serums der Nachweis der DL-Antikörper in der indirekten AHG-Technik möglich, u. U. sogar dem DL-Test überlegen. Ein nur in der Kälte positiver AHG-Test vom Gammatyp bei Vorliegen einer hämolytischen Anämie spricht geradezu für DL-Antikörper.

6.2. Prinzip

Im DL-Test wird das zu prüfende Serum mit OP-Testerythrozyten und frischem Normalserum als Komplementquelle zunächst bei 0 °C, dann nach Waschen der Erythrozyten und erneutem Komplementzusatz bei 40 °C inkubiert. Eine Hämolyse im Testansatz — im Gegensatz zum Fehlen derselben im nur warm inkubierten Kontrollansatz — spricht für das Vorhandensein bithermischer Kältehämolysine. Die Waschung nach der Kaltinkubation mit eisgekühlter Natriumchloridlösung soll eventuell im Patientenserum vorkommende antikomplementäre Faktoren eliminieren [90]. Durch Zusatz von 1/10 Volumen Salzsäure (50 mmol/l) wird der optimale pH-Bereich von 7,7 eingestellt.

6.3. Bewertung

Eine eindeutige Lyse im Testansatz bei negativem Kontrollversuch beweist das Vorliegen von DL-Antikörpern. Tritt auch im Kontrollansatz eine Lyse auf, so sind zunächst frische Testerythrozyten, ggf. von einem anderen Spender zu verwenden.

Die Ermittlung des Titers der DL-Antikörper ist bei Verwendung einer Patientenserumverdünnungsreihe, die mit frischem Normalserum hergestellt wurde, möglich.
Bleibt das Testergebnis bei Vorliegen einer PCH negativ, so sind weitere Prüferythrozyten (evtl. auch die seltenen p-Erythrozyten und Patientenerythrozyten) zu verwenden. Der AAk-Charakter des DL-Antikörpers kann bei positivem Testergebnis zusätzlich im sog. direkten DL-Test am Patientenblut bestätigt werden [92].

7. Antikörperabsprengung

7.1. Allgemeines

Die Reaktion

$$E + A \rightleftarrows EA$$

folgt dem Massenwirkungsgesetz und läuft in Abhängigkeit von der Avidität des Antikörpers und den gegebenen Reaktionsbedingungen (Konzentrationsverhältnisse, Temperatur, Zeit, Suspensionsmedium, pH usw.) mehr oder weniger vollständig in Richtung der Komplexbildung ab (E = antigentragende Erythrozyten, A = Antikörper). Verschiedene physikalisch-chemische Einflußfaktoren [104—108] sind bekannt, die z. T. zu einer Umkehr der Reaktion genutzt werden können: Hitze [109], Ultraschall [110], Ether [111, 112], Säure [113—115], Ethanol [116], Halogenide [117], Ammoniumsulfat [118], Dialyse [119]. Entscheidende Kriterien für die Brauchbarkeit einer solchen Methode zur Absprengung (Elution) der Antikörper von den Erythrozyten sind Einfachheit, genügend große Antikörperausbeute und wenig oder nicht denaturierte Antikörper. Danach sind die beiden vorgelegten Methoden der Hitze- und Etherelution ausgewählt worden. Für Kälte-Antikörper ist die „klassische“ Hitzeabsprengung nach LANDSTEINER gut geeignet und liefert in der Mehrzahl dieser Fälle eine gute Antikörperausbeute. Für KA darf sie als Methode der Wahl gelten. Bei Wärme-AAk haben sich die Ether- und Ethanolmethoden hinsichtlich der Ausbeute und Aktivität der AAk als überlegen erwiesen [112, 116, 118, 120, 121], wobei die Ethermethode nach RUBIN wegen ihrer bestechenden Einfachheit und der nahezu gleich guten Resultate beim Vergleich mit der aufwendigeren Ethynoltechnik den Vorzug verdient.
Antikörpereluate (Lösungen mit abgesprengten Antikörpern) werden im Zusammenhang mit der Diagnostik antierythrozytärer AAk bei AIHA im wesentlichen für folgende Zwecke benötigt:

1. Bestimmung der Antikörperstruktur, d. h. der Immunglobulinklasse und Mono- oder Polyklonalität [122—124].
2. Prüfung auf AAk-Spezifität, die bei antierythrozytären AAk erstmals 1953 von WEINER und Mitarb. [125] beobachtet wurde und vorwiegend gegen Rh-, U-, Wr^b-Strukturen [126—129] gerichtet ist.
   Bei Verwendung seltener Deletionstypen kann bei bis zu 70% der Fälle von Wärme-AAk-Anämien eine solche Spezifität ermittelt werden. Spezifische Wärme-AAk gegen „einfache“ Rh-Antigene wie e, D, c, C, E können bei etwa 30% der Wärme-AAk-Anämien ermittelt werden [130]. AAk gegen andere Blutgruppeneigenschaften sind extrem selten. Zur Spezifität der KA und DL-Antikörper siehe 4.1. und 6.1. Die Spezifitätsermitt-

lung hat praktische Bedeutung, da bei Beachtung der AAk-Spezifität bei der Wahl des evtl. erforderlichen Transfusionsblutes die Überlebenszeit der Spendererythrozyten wesentlich verbessert werden kann [131, 132].

3. Differenzierung zwischen Auto- und Alloantikörpern durch vergleichende Untersuchung und Spezifitätsermittlung in Serum und Eluat des Patienten [121, 131, 132]. Die Berücksichtigung der Alloantikörperspezifität hat im Entscheidungsfall Vorrang vor der Beachtung der AAk, da letztere zwar die Überlebenszeit inkompatibler Erythrozyten verkürzen, erstere daneben jedoch auch noch schwere Transfusionszwischenfälle provozieren können [121, 132, 133].
4. Die Verwendung des Eluats neben dem Patientenserum bei der Kreuzprobe in Fällen von AIHA aus den unter 3. genannten Gründen [121, 124, 131—133].

7.2. Methode I: Ausführung und Einsatz

Bei der Hitzeabsprengung von Antikörpern kommt es sehr auf schnelles Arbeiten an, um eine Abkühlung des Testansatzes und damit eine erneute Bindung der Antikörper an ihr Antigen zu verhindern. Eine gewisse Übung der Arbeitsgänge ist deshalb auf jeden Fall erforderlich.

Um die technisch einwandfreie Durchführung (Einhaltung von Temperatur und Zeit, keine Abkühlung) zu bestätigen, ist das Eluat vom Kontrollversuch stets nach dem vom Prüfansatz zu gewinnen. Die Methode ist bei Kälte-AAk bevorzugt einzusetzen.

Die Absprengung in AB-Mischserum oder andere geeignete Supplemente erleichtert den Antikörpernachweis insbesondere bei den nicht-salinen Wärme-AAk [121, 125, 134].

Eluate können außer in Agglutinationstesten — wie z. B. im Kontrollversuch — selbstverständlich auch für die unter „Allgemeines“ Pkt. 1—4 genannten Zwecke (also in AHG-Testen einschließlich dem bei der Kreuzprobe, im 2-ME-Test, zu Immundiffusionstesten usw.) verwendet werden.

7.3. Methode II: Ausführung und Einsatz

Diese Methode ist viel weniger störanfällig als die Hitzeabsprengung. Sie kann auch vom wenig Geübten ohne Schwierigkeiten ausgeführt werden. Die Antikörperausbeute ist, insbesondere bei den häufigen nicht-salinen Wärme-AAk, deutlich höher als bei der Hitzeelution und liegt meistens über 50% [112, 118, 120, 121].

Das Verdunsten des Ethers kann in Eilfällen weggelassen werden. Die serologischen Reaktionen werden dadurch nicht beeinträchtigt, ebensowenig wie durch die regelmäßig zu beobachtende kräftige Rotfärbung des Eluats. Dieser letztgenannte Nachteil ist bei einiger Übung in der Beurteilung der Agglutinationen von geringer Bedeutung.

Ein besonderer Vorteil der Ethermethode ist die Möglichkeit, insbesondere bei Absprengung in kolloidale Lösungen, haltbare, tiefgefroren konservierungsfähige Eluate für spätere Kontrollen und Vergleichsuntersuchungen herzustellen.

8. Differenzierung der Immunglobuline (2-Merkaptoäthanol-Reaktion)

8.1. Allgemeines

Deutsch und Morton [135] erkannten 1957 eine einfache Möglichkeit zur Differenzierung zwischen Antikörpern der Klassen IgM und IgG. Durch Behandlung von Serum oder anderen immunglobulinhaltigen Lösungen mit Disulfid-spaltenden Reduktionsmitteln wie 2-ME bei neutralem pH-Wert lassen sich 19S-IgM-Antikörper in inaktive 6-7S-Untereinheiten aufspalten, während IgG-Antikörper ihre biologische Aktivität behalten [136 bis 138]. IgA-Antikörper verhalten sich in dieser Hinsicht intermediär, d. h. die Agglutinationsfähigkeit wird z. T. vermindert, aber nicht völlig aufgehoben [139, 140].
Der Verlust der biologischen Aktivität der IgM-Antikörper beschränkt sich nicht auf die Aufhebung der Agglutination, sondern betrifft zahlreiche weitere Funktionen wie Lyse, passive Hämagglutination, Präzipitation, Opsonierung, Phagenneutralisation u. a. (Übersicht bei [138]).
1974 haben Pirofsky und Rosner [141] Dithiothreitol anstelle von 2-ME eingeführt. Vergleichende Untersuchungen von Freedman und Mitarb. [142] haben jedoch Vorteile für 2-ME gesichert. Die Grenzkonzentrationen beider Substanzen werden durch eine Gelbildung oberhalb derselben (200 mmol/l für 2-ME, 10 mmol/l für Dithiothreitol) bestimmt. Bei diesen Werten ist der Effekt von 2-ME eindeutig besser, die Agglutination wird in der Regel vollständig und schneller aufgehoben als bei Verwendung von Dithiothreitol (10 mmol/l).
Bei längerem Stehen des Ansatzes ist eine Rekombination der 7S-Untereinheiten möglich, die jedoch zufällig erfolgt und keine voll funktionsfähigen 19S-IgM-Antikörper ergibt [143]. Die ursprünglich für erforderlich gehaltene Dialyse gegen Jodacetamid [140, 141] kann daher durch eine einfache Dialyse gegen phosphatgepufferte Natriumchloridlösung zur Entfernung des überschüssigen 2-ME ersetzt werden [142, 144]. Einige Autoren halten die Dialyse — insbesondere bei sofortiger serologischer Untersuchung des 2-ME-behandelten Serums — überhaupt für überflüssig [145—147].

8.2. Ausführung

Die in der Standardvorschrift angegebene Verfahrensweise mit Inkubation der Prüflösung und 2-ME bei 37 °C für 2 Stunden, Dialyse gegen phosphatgepufferte Natriumchloridlösung über 12 Stunden und anschließender Prüfung im Agglutionationstest entspricht der heute weitgehend eingeführten und praktikablen Technik [142, 144].
Die notwendige Inkubationszeit ist weitgehend vom Ausgangstiter abhängig [142]: während bei geringen Antikörperkonzentrationen schon 15 min Inkubation genügen, kann bei hohen eine Verlängerung auf 3 Stunden und mehr u. U. notwendig werden, um die Agglutinationsfähigkeit vollständig aufzuheben. Die vorgesehene Inkubationszeit von 2 Stunden genügt den meisten praktischen Anforderungen.
Durch die Dialyse werden nicht nur falsch positive Ergebnisse, insbesondere bei unverdünntem Serum im Ansatz [142], vermieden, sondern es kommt auch zur Beseitigung des sehr unangenehmen Geruchs von 2-ME.
Bei Prüfungen im indirekten AHG-Test kann unverdünntes, 2-ME-behandeltes Serum ohne

angeschlossene Dialyse mitunter falsch positive Testergebnisse hervorrufen, deren Ursache unklar ist [142].

8.3. Beurteilung

Bei IgM-Antikörpern im Serum oder in anderen Prüflösungen wird nach Behandlung mit 2-ME die Agglutinationsfähigkeit im allgemeinen vollständig aufgehoben. Geringe Resttiter können in Zweifelsfällen durch verlängerte Inkubationszeit oder Erhöhung der 2-ME-Konzentration bis auf 200 mmol/l zum Verschwinden gebracht werden. Gelingt dies nicht, kann ein IgA-Antikörper vorliegen (Differenzierung immunchemisch, z. B. mit der DEAE-Cellulose-Säulenchromatographie).
Die Unterscheidung von IgM- und IgG-Antikörpern kann — wie erwähnt – über die serologische Prüfung im Agglutinationstest hinaus auch mit Hilfe anderer serologischer Reaktionen nach der 2-ME-Reaktion erfolgen.

Literatur

[1] J. V. Dacie: The Haemolytic Anaemias. Congenital and Acquired. Part 2. 2nd ed. London: Churchill 1962.
[2] J. V. Dacie u. S. M. Lewis: Practical Haematology. 4th ed. London: Churchill 1968.
[3] B. Pirofsky: Autoimmunization and the Autoimmune Hemolytic Anemias. Baltimore: Williams & Wilkins 1969.
[4] H. Schubothe: Autoimmunhämolytische Anämien, in: L. Heilmeyer: Handbuch der Inneren Medizin, Bd. 2, Teil 2, S. 443—558. Berlin—Heidelberg—New York: Springer-Verlag 1970.
[5] C. Mueller-Eckhardt u. V. Kretschmer: Blut **25** (1972), 63.
[6] C. P. Engelfriet, A. E. G. K. von dem Borne, D. Beckers u. J. J. van Loghem, in: L. Nowicki, H. Martin u. J. C. F. Schubert: Hämolyse — hämolytische Erkrankungen, S. 167, München: J. F. Lehmanns 1973.
[7] Kolloquium Immunohämatologische Untersuchungsmethoden. Bibl. haemat. **16** (1963), 379.
[8] J. V. Dacie: Nature, London **166** (1950), 36.
[9] H. Huber, D. Pastner u. F. Gabl: Laboratoriumsdiagnose hämatologischer und immunologischer Erkrankungen. Berlin—Heidelberg—New York: Springer-Verlag 1972.
[10] H. Schubothe: Serologie und klinische Bedeutung der Autohämantikörper. Basel—New York: S. Karger 1958.
[11] N. Lahmann u. W. Brandstädter: Z. med. Labortechnik **15** (1974), 253.
[12] H. P. Hellriegel, E. Lechter u. R. Gross: Internist **18** (1977), 156.
[13] A. Arndt-Hanser: Coombs-Primer. Biotest-Mitt. Special edition No. 3, 1977.
[14] W. Brandstädter: Z. ges. inn. Med. **33** (1978), 271.
[15] R. R. A. Coombs, A. E. Mourant u. R. R. Race: Lancet, London I (1946), 264.
[16] K. E. Boorman, B. E. Dodd u. J. F. Loutit: Lancet, London I (1946), 812.
[17] J. V. Dacie: The Haemolytic Anaemias. Congenital and Acquired. Part 2. 2nd ed. London: Churchill 1962.
[18] J. V. Dacie u. S. M. Lewis: Practical Haematology. 4th ed. Churchill, London 1968.
[19] H. Schubothe: Autoimmunhämolytische Anämien, in: L. Heilmeyer: Handbuch der Inneren Medizin, Bd. 2, Teil 2, S. 443—558. Berlin—Heidelberg—New York: Springer-Verlag 1970.
[20] Kolloquium Immunhämatologische Untersuchungsmethoden. Bibl. haemat. **16** (1963), 379.
[21] H. Huber, D. Pastner u. F. Gabl: Laboratoriumsdiagnose hämatologischer und immunologischer Erkrankungen. Berlin—Heidelberg—New York: Springer-Verlag 1972.

[22] J. Dausset u. J. Colombani: Acta haemat. **20** (1958), 137.
[23] B. Pirofsky: Autoimmunization and the Autoimmune Hemolytic Anemias. Baltimore: Williams & Wilkins 1969.
[24] C. P. Engelfriet, A. E. G. K. von dem Borne, D. Beckers u. J. J. van Loghem, in: L. Nowicki, H. Martin u. J. C. F. Schubert: Hämolyse — hämolytische Erkrankungen, S. 167. München: J. F. Lehmanns 1973.
[25] C. Salmon, R. André u. J. C. Homberg: Proc. 10. Congr. Europ. Soc. Haemat. Karger, Basel 1965, S. 334.
[26] M. R. MacKenzie u. N. C. Creevy: Blood **36** (1970), 549.
[27] T. Matuhasi u. M. Usui: Jap. J. exp. Med. **36** (1966) 407.
[28] A. Gerbal, J. C. Homberg, H. Rochant, L. Perron u. C. Salmon: Nouv. Rev. franc. Hémat. **8** (1968), 155, 351.
[29] C. Mueller-Eckhardt u. V. Kretschmer: Blut **25** (1972), 63.
[30] K. Fischer u. A. Poschmann: Dtsch. med. Wschr. **101** (1976), 1694.
[31] A. Arndt-Hanser: Coombs-Primer. Biotest-Mitt. Special edition No. 3, 1977.
[32] V. Kretschmer, W. Lukas u. C. Mueller-Eckhardt: Forsch. ergebn. Transfusionsmed. **1** (1973), 358.
[33] F. Stratton u. V. I. Rawlinson: Vox Sang. **31** (Suppl. 1) (1976), 44.
[34] N. Lahmann u. W. Brandstädter: Z. med. Labortechnik **15** (1974), 253.
[35] F. Stratton u. V. I. Rawlinson: J. clin. Pathol. **27** (1974), 359.
[36] J. V. Dacie, J. V. Crookston u. W. N. Christenson: Brit. J. Haematol. **3** (1957), 77.
[37] P. L. Mollison u. M. J. Polley: Nature, London **203** (1964), 535.
[38] R. S. Evans u. R. S. Weiser: Arch. intern. Med. **100** (1957), 371.
[39] M. L. Ghosh u. J. N. Harris-Jones: Amer. J. clin. Pathol. **62** (1974), 40.
[40] I. Dunsford u. J. Grant: The Anti-globulin (Coombs) Test. Edinburgh und London: Oliver & Boyd 1959.
[41] W. Weiner: Bibl. haematol. **23** (1965), 35.
[42] H. H. Hennemann: Dtsch. med. Wschr. **92** (1967), 1179, 1194.
[43] C. A. Bell, H. Zwicker u. H. J. Sacks: Amer. J. clin. Pathol. **60** (1973), 903.
[44] P. Lau, W. E. Haesler u. H. A. Wurzel: Amer. J. clin. Pathol. **65** (1976), 368.
[45] J. V. Dacie u. S. M. Lewis: Practical Haematology, 4th. ed. London: Churchill 1968.
[46] Kolloquium Immunohämatologische Untersuchungsmethoden. Bibl. haemat. **16** (1963), 379.
[47] H. Huber, D. Pastner u. F. Gabl: Laboratoriumsdiagnose hämatologischer und immunologischer Erkrankungen. Berlin—Heidelberg—New York: Springer-Verlag 1972.
[48] K. Fischer u. A. Poschmann: Dtsch. med. Wschr. **101** (1976), 1694.
[49] H. Schubothe: Autoimmunhämolytische Anämien, in: L. Heilmeyer: Handbuch der Inneren Medizin, Bd. 2, Teil 2, S. 443—558. Berlin—Heidelberg—New York: Springer-Verlag 1970.
[50] J. V. Dacie u. S. M. Worlledge: Progr. Hemat. **6** (1969), 82.
[51] A. Gerbal, J. C. Homberg, H. Rochant, L. Perron u. C. Salmon: Nouv. Rev. franc. Hémat. **8** (1968), 155, 351.
[52] C. Mueller-Eckhardt u. V. Kretschmer: Blut **25** (1972), 63.
[53] J. V. Dacie: Lancet II (1951), 954.
[54] I. Dunsford u. C. C. Bowley: Techniques in Blood Grouping. Vol. I + II. Edinburgh und London: Oliver & Boyd 1967.
[55] W. Weiner: Bibl. haemat. **23** (1965), 35.
[56] H. H. Hennemann: Dtsch. med. Wschr. **92** (1967), 1179.
[57] P. Lau, W. E. Haesler u. H. A. Wurzel: Amer. J. clin. Pathol. **65** (1976), 368.
[58] H. Schubothe: Serologie und klinische Bedeutung der Autohämantikörper. Basel—New York: S. Karger 1958.
[59] J. V. Dacie u. S. M. Lewis: Practical Haematology. 4th. ed. London: Churchill 1968.
[60] M. Harboe: Vox Sang. **20** (1971), 289.
[61] D. Roelcke: Dtsch. med. Wschr. **97** (1972), 473.

[62] D. ROELCKE: Ärztl. Labor. **21** (1975), 70.
[63] H. P. GEISEN, D. ROELCKE, W. EBERT u. R. J. MEISER: Labormed. **2** (1978), 4.
[64] N. LAHMANN u. W. BRANDSTÄDTER: Z. med. Labortechnik **15** (1974), 253.
[65] H. SCHUBOTHE: Ann. N.Y. Acad. Sci. **124** (1965), 484.
[66] A. S. WIENER, L. J. UNGER, L. COHEN u. J. FELDMANN: Ann. intern. Med. **44** (1956), 221.
[67] W. L. MARSH u. W. J. JENKINS: Nature, London **188** (1960), 753.
[68] W. L. MARSH u. W. J. JENKINS: Vox Sang. **15** (1968), 177.
[69] D. ROELCKE: Vox Sang. **16** (1969), 76.
[70] B. HABIBI, R. CREGUT, Y. BROSSARD, P. VERON u. C. SALMON: Brit. J. Haematol. **30** (1975), 499.
[71] D. ROELCKE, W. RIESEN, H. P. GEISEN u. W. EBERT: Vox Sang. **33** (1977), 304.
[72] G. W. G. BIRD: Blut **12** (1966), 475.
[73] W. GRANINGER: Z. Immun.-Forsch. **150** (1975), 389.
[74] J. V. DACIE: The Haemolytic Anaemias. Congenital and Acquired. 2nd ed. Part 2. London: Churchill 1962.
[75] H. HUBER, D. PASTNER u. F. GABL: Laboratoriumsdiagnose hämatologischer und immunologischer Erkrankungen. Berlin—Heidelberg—New York: Springer-Verlag 1972.
[76] J. V. DACIE: J. Pathol. Bacteriol. **62** (1950), 241.
[77] H. SCHUBOTHE: Serologie und klinische Bedeutung der Autohämantikörper. Basel—New York: S. Karger 1958.
[78] H. SCHUBOTHE: Autoimmunhämolytische Anämien, in: L. HEILMEYER: Handbuch der Inneren Medizin, Bd. 2, Teil 2, S. 443—558. Berlin—Heidelberg—New York: Springer-Verlag 1970.
[79] H. HUBER, D. PASTNER u. F. GABL: Laboratoriumsdiagnose hämatologischer und immunologischer Erkrankungen. Berlin—Heidelberg—New York: Springer-Verlag 1972.
[80] M. HARBOE: Vox Sang. **20** (1971), 289.
[81] D. ROELCKE: Ärztl. Labor. **21** (1975), 70.
[82] J. V. DACIE u. S. M. LEWIS: Practical Haematology. 4th ed. London: Churchill 1968.
[83] J. V. DACIE: The Haemolytic Anaemias. Congenital and Acquired. 2nd ed. Churchill, London 1962.
[84] H. SCHUBOTHE: Ann. N.Y. Acad. Sci. **124** (1965), 484.
[85] J. DONATH u. K. LANDSTEINER: Münch. med. Wschr. **51** (1904), 1590.
[86] G. W. G. BIRD, J. WINGHAM, A. J. MARTIN, S. G. N. RICHARDSON, A. P. COLE, R. W. PAYNE u. B. F. SAVAGE: J. clin. Pathol. **29** (1976), 215.
[87] J. V. DACIE: The Haemolytic Anaemias. Congenital and Acquired. 2nd ed. Part 2. London: Churchill 1962.
[88] J. V. DACIE u. S. M. WORLLEDGE: Progr. Hematol. **6** (1969), 82.
[89] C. P. ENGELFRIET, A. E. G. K. VON DEM BORNE, M. MOES u. J. J. VAN LOGHEM: Bibl. haematol. **29/2** (1968), 473.
[90] H. SCHUBOTHE: Autoimmunhämolytische Anämien, in: L. HEILMEYER: Handbuch der Inneren Medizin, Bd. 2, Teil 2, S. 443—558. Berlin—Heidelberg—New York: Springer-Verlag 1970.
[91] H. SCHUBOTHE: Serologie und klinische Bedeutung der Autohämantikörper. Basel—New York: S. Karger 1958.
[92] J. V. DACIE u. S. M. LEWIS: Practical Haematology. 4th ed. London: Churchill 1968.
[93] C. A. RIES, G. GARATTY, L. D. PETZ u. H. H. FUDENBERG: Blood **38** (1971), 491.
[94] S. FISHER: Amer. J. Med. **46** (1969), 475.
[95] W. WEINER, E. G. GORDON u. D. ROWE: Vox Sang. **9** (1964), 684.
[96] C. F. HINZ jr.: Blood **22** (1963), 600.
[97] C. F. HINZ jr., M. E. PICKEN u. I. H. LEPOW: J. exp. Med. **113** (1961), 177, 193.
[98] M. VAN DER HART, M. VAN DER GIESSEN, M. VAN DER VEER, F. PEETOOM u. J. J. VAN LOGHEM: Vox Sang. **9** (1964), 36.
[99] P. LEVINE, M. J. CELANO u. F. FALKOWSKI: Transfusion, Philadelphia 3 (1963), 278.
[100] A. E. KORTEKANGAS, E. KAARSALO, L. MELARTIN, P. TIPPETT, J. GAVIN, J. NOADES, R. SANGER u. R. R. RACE: Vox Sang. **10** (1965), 385.

[101] S. M. WORLLEDGE u. C. ROUSSO: Vox Sang. **10** (1965). 293.
[102] C. P. ENGELFRIET, D. BECKERS, A. E. G. K. VON DEM BORNE, E. REYNIERSE u. J. J. VAN LOGHEM: Vox Sang. **23** (1972), 176.
[103] G. W. G. BIRD: Brit. J. Haematol. **37** (1977), 167.
[104] C. A. BELL, H. ZWICKER u. D. L. ROSENBAUM: Transfusion, Philadelphia **13** (1973), 138.
[105] M. J. POLLEY, P. L. MOLLISON u. J. F. SOOTHILL: Brit. J. Haematol. **8** (1962), 149.
[106] W. SPIELMANN u. W. WAGNER: Z. Immun.-Forsch. **120** (1960), 207.
[107] H. KLEINAU, B. SCHNEEWEISS, A. TACKE u. W. HUBRICH: Folia haematol. **99** (1973), 238.
[108] W. HUBRICH, B. SCHNEEWEISS, A. TACKE u. H. KLEINAU: Folia haematol. **99** (1973), 249.
[109] K. LANDSTEINER u. C. P. MILLER: J. exp. Med. **42** (1925), 853.
[110] G. W. G. BIRD u. J. WINGHAM: Acta haematol. **47** (1972), 344.
[111] G. H. VOS u. G. A. KELSALL: Brit. J. Haematol. **2** (1956), 342.
[112] H. RUBIN: J. clin. Pathol. **16** (1963), 70.
[113] P. KIDD: J. clin. Pathol. **2** (1949), 103.
[114] S. KOCHWA u. R. E. ROSENFIELD: J. Immunol. **92** (1964), 682.
[115] O. P. REKVIG u. K. HANNESTAD: Vox Sang. **33** (1977), 280.
[116] W. WEINER: Brit. J. Haematol. **3** (1957), 276.
[117] T. S. EDGINGTON: J. Immunol. **106** (1971), 673.
[118] F. W. BUBE: Blut **12** (1966), 257.
[119] Z. D. KOMNINOS u. M. C. ROSENTHAL: J. Labor. clin. Med. **41** (1953), 887.
[120] K. G. JENSEN: Vox Sang. **4** (1959), 230.
[121] J. V. DACIE u. S. M. LEWIS: Practical Haematology. 3rd ed. London: Churchill 1963.
[122] W. WEINER: Bibl. haematol. **23/1** (1965), 24.
[123] H. SCHUBOTHE: Bayer-Symposium I (1969), 167.
[124] H. SCHUBOTHE: Autoimmunhämolytische Anämien, in: L. HEILMEYER: Handbuch der Inneren Medizin, Bd. 2, Teil 2, S. 443—558. Berlin—Heidelberg—New York: Springer-Verlag 1970.
[125] W. WEINER, D. A. BATTEY, T. E. CLEGHORN, F. G. W. MARSON u. M. J. MEYNELL: Brit. med. J. **2** (1953), 125.
[126] W. WEINER u. G. H. VOS: Blood **22** (1963), 606.
[127] G. H. VOS, L. D. PETZ, G. GARRATTY u. H. H. FUDENBERG: Blood **42** (1973), 445.
[128] P. D. ISSITT, B. G. PAVONE, D. GOLDFINGER, H. ZWICKER, C. H. ISSITT, J. A. TESSEL, S. W. KROOVAND u. C. A. BELL: Brit. J. Haematol. **34** (1976), 5.
[129] P. D. ISSITT u. B. G. PAVONE: Brit. J. Haematol. **38** (1978), 63.
[130] J. V. DACIE u. S. M. WORLLEDGE: Progr. Hematol. **6** (1969), 82.
[131] P. L. MOLLISON: Blood Transfusion in clinical Practice. 4th ed. Oxford und Edinburgh: Blackwell Scient. Publ. 1967.
[132] Kolloquium Immunhämatologische Untersuchungsmethoden. Bibl. haematol. **16** (1963), 379.
[133] K. FISCHER u. A. POSCHMANN: Dtsch. med. Wschr. **101** (1976), 1694.
[134] I. DUNSFORD u. C. C. BOWLEY: Techniques in Blood Grouping. 2nd. ed. Edinburgh und London: Oliver & Boyd 1967.
[135] H. F. DEUTSCH u. J. I. MORTON: Science **125** (1957), 600.
[136] R. GRUBB u. B. SWAHN: Acta pathol. microbiol. Scand. **43** (1958), 305.
[137] H. JACOT-GUILLARMOD u. H. ISLIKER: Vox Sang. **7** (1962), 675.
[138] K. ONOUE, Y. YAGI, P. STELOS u. D. PRESSMAN: Science **146** (1964), 404.
[139] K. ISHIZAKA, T. ISHIZAKA, E. H. LEE u. H. FUDENBERG: J. Immunol. **95** (1965), 197, 771.
[140] A. J. RAWSON u. N. M. ABELSON: J. Immunol. **93** (1964), 192.
[141] B. PIROFSKY u. E. R. ROSNER: Vox Sang. **27** (1974), 480.
[142] J. FREEDMAN, C. A. MASTERS, M. NEWLANDS u. P. L. MOLLISON: Vox Sang. **30** (1976), 231.
[143] P. C. CHAN u. H. F. DEUTSCH: J. Immunol. **85** (1960), 37.

[144] P. L. MOLLISON: Blood Transfusion in Clinical Medicine. 4th ed. Oxford und Edinburgh: Blackwell Scient. Publ. 1967.
[145] H. W. REESINK, M. VAN DER HART u. J. J. VAN LOGHEM: Vox Sang. **22** (1972), 397.
[146] H. HASEKURA: Vox Sang. **26** (1974), 439.
[147] E. R. ROSNER, B. PIROFSKY u. K. SHETH: Transfusion, Philadelphia **14** (1974), 47.

HLA-serologische Prüfmethoden

1. Allgemeines

1.1. Das HLA-System

Als HLA-System (human lymphocyte system A) wird das Haupthistokompatibilitätssystem des Menschen bezeichnet. Es stellt ein extrem komplexes Antigensystem dar, das über mehrere Genregionen auf dem Chromosomen 6 genetisch gesteuert wird [1]. Sicher definiert sind 4 verschiedene Genorte für serologisch nachweisbare HLA-Antigene (HLA-A, -B, -C, -DRw) und 1 Genort für Antigene, die durch Lymphozytenaktivierung in einer Lymphozytenmischkultur bestimmbar sind (HLA-D). Eventuell könnten HLA-D und -DRw identisch sein, liegen aber mindestens genetisch eng gekoppelt vor. Über jeden Genort wird eine Vielzahl von Antigenen kodiert (= multiple Allelie) (Tab. 1).
Dabei ist aber jeder Genort nur durch ein Allel (Antigen) besetzt. Das bedeutet, daß für jede Person unter Berücksichtigung eines diploiden Chromosomensatzes 8 HLA-Antigene (2 Antigene je Genort) serologisch nachgewiesen werden können.

1.2. Klinische Bedeutung der HLA-Antigen- bzw. -Antikörperbestimmung

Die HLA-Antigene sind auf der Membran aller kernhaltigen Zellen und Thrombozyten nachweisbar. Nach parenteralem Kontakt mit HLA-Antigenen einer nicht eigenen Antigenspezifität (z. B. durch Bluttransfusionen, Schwangerschaft, Organ- bzw. Gewebetransplantation) wird der Organismus zur Immunantwort in Form von Bildung entsprechender zytotoxischer Antikörper und spezifischer Immunzellen* stimuliert. Aus diesem grundlegenden Befund lassen sich die wichtigsten klinischen Anwendungsgebiete der HLA-Antigen- bzw. HLA-Antikörperbestimmung ableiten [2, 3, 4]:

1. Als Untersuchungsmethode zur immunologischen Absicherung der Organtransplantationen (speziell der Nierentransplantationen). Durch die HLA-Antigenbestimmung beim Organspender und -empfänger wird eine Spender-Empfänger-Auswahl auf der Basis der HLA-Antigenkompatibilität ermöglicht. D. h. der Spender sollte keine HLA-Antigengruppe besitzen, die nicht auch beim Empfänger nachweisbar wäre.
   Der Nachweis von HLA-Antikörpern beim Empfänger gibt einen Hinweis auf eine bestehende HLA-Immunisierung. Ein positiver Lymphozytenkreuztest beweist, daß der Empfänger zytotoxische Antikörper gegen die HLA-Antigene des Spenders besitzt und läßt erwarten, daß bei einer dennoch durchgeführten Transplantation dieses Organ in einer hyperakuten Reaktion abgestoßen wird.
2. Im Rahmen der bluttransfusionsserologischen Untersuchungen zur Absicherung ausreichender Substitutionseffekte einer Granulozyten- bzw. Thrombozytentransfusion. In diesem Zusammenhang ist die Anwendung HLA-kompatibler, in entsprechenden

Kreuztesten negativ reagierender Blutzellpräparate generell anzustreben und bei bestimmten therapeutischen Zielsetzungen unbedingt erforderlich.
HLA-Antikörpertestungen beim Blutempfänger können teilweise helfen, das Auftreten nichthämolytischer, febriler Transfusionsreaktionen zu vermeiden.

3. Da für einzelne HLA-Antigene eine Assoziation zum Auftreten bestimmter Krankheiten gefunden wurde, könnte der HLA-Antigenbestimmung eine differentialdiagnostische Bedeutung zukommen. Aber nach den derzeitigen Kenntnissen hat nur die Bestimmung des HLA-B27 bei Verdacht auf Morbus Bechterew einen diagnostischen Wert.
4. Infolge seines ausgeprägten Polymorphismus bei zugleich gesichertem formalgenetischen Erbgang ist das HLA-System ein guter genetischer Marker. Die Bestimmung

Tabelle 1
Nomenklatur der HLA-Spezifitäten Oxford, September 1977

HLA-A	HLA-B	HLA-C	HLA-D
HLA-A1	HLA-B5	HLA-Cw1	HLA-Dw1
HLA-A2	HLA-B7	HLA-Cw2	HLA-Dw2
HLA-A3	HLA-B8	HLA-Cw3	HLA-Dw3
HLA-A9	HLA-B12	HLA-Cw4	HLA-Dw4
HLA-A10	HLA-B13	HLA-Cw5	HLA-Dw5
HLA-A11	HLA-B14	HLA-Cw6	HLA-Dw6
HLA-Aw19	HLA-B15		HLA-Dw7
HLA-Aw23	HLA-Bw16		HLA-Dw8
HLA-Aw24	HLA-B17		HLA-Dw9
HLA-A25	HLA-B18		HLA-Dw10
HLA-A26	HLA-Bw21		HLA-Dw11
HLA-A28	HLA-Bw22		
HLA-A29	HLA-B27		
HLA-Aw30	HLA-Bw35		
HLA-Aw31	HLA-B37		HLA-DRw
HLA-Aw32	HLA-Bw38		
HLA-Aw33	HLA-Bw39		HLA-DRw1
HLA-Aw34	HLA-B40		HLA-DRw2
HLA-Aw36	HLA-Bw41		HLA-DRw3
HLA-Aw43	HLA-Bw42		HLA-DRw4
	HLA-Bw44		HLA-DRw5
	HLA-Bw45		HLA-DRw6
	HLA-Bw46		HLA-DRw7
	HLA-Bw47		
	HLA-Bw48		
	HLA-Bw49		
	HLA-Bw50		
	HLA-Bw51		
	HLA-Bw52		
	HLA-Bw53		
	HLA-Bw54		
	HLA-Bw4		
	HLA-Bw6		

der HLA-Antigene eignet sich gut zur Bearbeitung zahlreicher humangenetischer Fragestellungen [5].
Obwohl fetomaternale immunologische Beziehungen hinsichtlich der HLA-Antigene sehr häufig zur Antikörperbildung führen, konnten bisher keine Schädigungen des Feten durch mütterliche HLA-Antikörper nachgewiesen werden.

1.3. Entwicklung der HLA-Bestimmungsmethoden

Die systematischen Untersuchungen über das HLA-System begannen mit den Befunden von Dausset, van Rood und Payne, wonach die Seren vieler polytransfundierter Patienten [6] oder von schwangeren Frauen [7, 8] leukozytenagglutinierende Antikörper enthalten. Diese antikörperhaltigen Seren zeigten bei Testung gegen viele Leukozytensuspensionen ein unterschiedliches Reaktionsmuster. Mit der Komputertechnik wurde es möglich, Seren mit einem statistisch signifikant ähnlichen Reaktionsmuster zu erfassen und mit ihnen verschiedene Antigengruppen zu definieren [9]. Der anfangs für die HLA-Antikörper- und -Antigenerfassung eingesetzte Leukozytenagglutinationstest [10] erwies sich als brauchbar und notwendig für die Bestimmung der komplementunabhängigen (granulozytenspezifischen) Antikörper, liefert aber für die HLA-serologischen Untersuchungen eine zu geringe Reproduzierbarkeit der Ergebnisse. Der aus der Thrombozytenserologie abgeleitete, etwas aufwendige Komplementfixationstest [11] reagiert deutlich unempfindlicher, zeigt aber eine gute Reproduzierbarkeit. Er wird nur für spezielle HLA-serologische Untersuchungen eingesetzt. Mit der Entwicklung einer Mikrotechnik des Lymphozytotoxizitätstests 1964 durch Terasaki [12] war die Basis für die heute international gebräuchliche HLA-serologische Untersuchungsmethode gegeben. Erst diese in der sog. NIH*-Technik standardisierte HLA-Antikörper- und -Antigenbestimmung [13, 14] ermöglichte einen Ergebnisvergleich zwischen verschiedenen Laboratorien. Deshalb wird allgemein empfohlen, methodische Varianten der NIH-Technik (z. B. veränderte Inkubationszeiten, Inkubationstemperaturen, gleichzeitiger Zell- und Komplementzusatz = Einstufentest usw.) zu vermeiden und nur für spezielle HLA-serologische Fragestellungen einzusetzen. Wichtigste Voraussetzungen, um zuverlässige HLA-serologische Untersuchungsergebnisse zu erhalten, sind die Verfügbarkeit geeigneter Testseren bzw. Testlymphozyten, eines Komplements ausreichender zytotoxischer Aktivität, Beherrschung der standardisierten Methodik und besondere Erfahrungen bei der Beurteilung der HLA-serologischen Reaktionen.
Generell ist vereinzelt mit fehlerhaften Einzelreaktionen zu rechnen. Deshalb sollte stets mit mehrfachen Parallelansätzen gearbeitet werden. Nur in der Hand erfahrener Untersucher in Laboratorien mit nationalen und internationalen Kontroll- und Vergleichsmöglichkeiten kann der Testfehler des Mikrozytotoxizitätstests bei der HLA-Antigentypisierung auf unter 1 % reduziert werden.

* National Institutes of Health

1.4. Allgemeine methodische Voraussetzungen

1.4.1. Lymphozytenaufschwemmungen

Die wichtigsten Kriterien für die Herstellung der im Test einzusetzenden Lymphozytenaufschwemmungen sind Reinheitsgrad der Lymphozyten, Zellzahl und Vitalität der Lymphozyten. Mit der Lymphozytenpräparationsmethode muß erreicht werden, daß die Lymphozytenanreicherung in der Zellsuspension mindestens 90% beträgt und der Anteil der Thrombozyten möglichst gering gehalten wird. Erythrozyten sind in der Zellsuspension nicht enthalten. Die Lymphozytengewinnung aus Patientenblut, in dem größere Anteile unreifer Granulozyten vorkommen können, bereitet oft Schwierigkeiten, da sie sich nicht auf Grund ihres spezifischen Gewichts von den Lymphozyten abtrennen lassen. In diesen Fällen können die Granulozyten durch Adhäsion an eine Kontaktfläche (z. B. Baumwoll- oder Nylonfasern) oder durch Zugabe von Eisencarbonylpulver zum Blut entfernt werden (zu diesem Zweck wird das heparinisierte Blut z. B. in eine Spritze gegeben, die locker mit „Augenwatte" gestopft war. Nach 30 min Inkubation bei 37 °C wird der Spritzeninhalt in ein Röhrchen vorsichtig ausgedrückt und zur weiteren Lymphozytenpräparation verwendet). Die genaue Einstellung der Zellzahl auf 2—3000/µ*l* in der Lymphozytensuspension gewährleistet eine vergleichbare Empfindlichkeit des Zytotoxizitätstests und ein einwandfreies Ablesen der Reaktionsergebnisse.
Stehen als Ausgangsmaterial Lymphknoten zur Verfügung, so genügt es, einen Lymphknoten aus dem (Fett)-Gewebe sauber herauszupräparieren, ihn in kleine Stückchen zu zerschneiden und diese mit einer kleinen Menge Phosphat-Puffer vorsichtig zu schütteln. Die Lymphknotenstückchen sedimentieren sehr schnell, so daß schon nach wenigen Minuten der Überstand entsprechend der erhaltenen Lymphozytenausbeute als Zellsuspension für den Zytotoxizitätstest eingestellt werden kann. Leider bleiben die Lymphozyten in Lymphknoten nur wenige Stunden vital, so daß ein Lymphknoten nur frisch, maximal bis zu 6 bis 12 Stunden, zur Lymphozytenisolierung für den Zytotoxizitätstest herangezogen werden kann. Auch aus der Milz ist die Lymphozytenisolierung äußerst einfach, allerdings an die Flotationstechnik gebunden, und die erhaltenen Lymphozytensuspensionen haben einen größeren Anteil von B-Lymphozyten, wodurch gehäuft „falsch positive" Reaktionen auftreten können.

1.4.2. Komplement

Bei Einhaltung der unter „HLA-serologische Prüfmethoden" angegebenen Herstellungs-, Prüf- und Lagerbedingungen für das Kaninchenkomplement entfällt eine erneute spezielle Überprüfung der Komplementaktivität vor dem Testansatz. Sie ist aber erforderlich, wenn Störungen der vorgeschriebenen Lagerbedingungen auftraten.

1.4.3. Testserum „Anti-HLA"

Obwohl in mindestens 10% aller Schwangerenseren HLA-Antikörper gegen die vom Vater geerbten HLA-Antigene des Kindes nachzuweisen sind, wurden in den ersten Jahren der HLA-System-Untersuchungen keine Seren gefunden, die gegenüber einem

Lymphozytenpanel identische Reaktionsmuster zeigten. So muß auch heute noch zum Vergleich der Reaktionsmuster zweier Seren (d. h. für die Bestimmung der Antikörperspezifität eines Serums) die statistische Methode der 2×2-Häufigkeitstafel herangezogen werden. Über die Berechnung des χ^2 läßt sich damit ermitteln, ob zwei Seren untereinander in ihrem Reaktionsmuster korrelieren und überdurchschnittlich oft gemeinsam positive bzw. gemeinsam negative Reaktionen mit einzelnen Lymphozytensuspensionen des getesteten Panels geben. Die maximal mögliche Übereinstimmung (= Identität) der Reaktionsmuster zweier Seren ist gegeben, wenn zwei Felder der 2×2-Tafel mit der Zahl „Null" belegt sind. Der Koeffizient beträgt in diesem Fall, in dem keine „falsch positiven" und „falsch negativen" Reaktionen auftreten, 1,0. Auch international wird ein für ein HLA-Testserum maximal vertretbarerer Grenzfehler von 3% falsch positiver und 14% falsch negativer Reaktionen angegeben [14]. Die Testlymphozytensuspensionen müssen dabei in ihren Antigenkombinationen so ausgewählt sein, daß 10—60% der Zellsuspensionen die mit den Antikörpern des Serums korrespondierende Antigenspezifität enthalten und dementsprechend positiv reagieren müßten. Sind mehrere HLA-Antikörper im Testserum enthalten, sollte versucht werden, sie durch Absorption zu trennen. Schwache Begleitantikörper lassen sich durch Verdünnen in ihrer Wirkung abschwächen bzw. beseitigen. Es ist anzustreben, monospezifisch reagierende Seren als HLA-Testseren zu verwenden. Da derartige Seren relativ selten sind, müssen für spezielle HLA-Antigenspezifitäten maximal trispezifische HLA-Testseren akzeptiert werden.

Besonders wenn mehrere kleine Serummengen der scheinbar gleichen HLA-Spezifität vorhanden sind, kann sich das Mischen dieser Seren dahingehend günstig auswirken, daß durch den dabei eintretenden Verdünnungseffekt des einzelnen Serums die Rate der falsch positiven Reaktionen geringer wird und durch eine synergistische Antikörperwirkung [15, 16] weniger falsch negative Reaktionen auftreten können [14]. Dennoch ist die analytische Aussage eines einzelnen Serums stets größer.

Um bei der HLA-A-, -B-, -C-Antigenbestimmung exakte Ergebnisse zu erhalten, müssen für die Typisierung jeder HLA-Spezifität je nach Qualität der einzelnen Seren mindestens 3 bis 5 Testseren zur Verfügung stehen. Dabei empfiehlt es sich, besonders für eine notwendige Vergleichbarkeit der Ergebnisse zwischen verschiedenen Laboratorien, die HLA-Testseren zu Serensets zusammenzustellen und gegenseitig auszutauschen. Um diese Erfordernisse in der DDR abzusichern, wurde im Rahmen des Medizinischen Forschungsprojekts „Blut- und Gewebekonservierung und -typisierung" ein Depot für durch das HLA-Referenzlaboratorium der DDR am Bezirksinstitut für Blutspende- und Transfusionswesen Berlin geprüfte HLA-Testseren am Bezirksinstitut für Blutspende- und Transfusionswesen Schwerin aufgebaut.

HLA-Testseren stellen seltene, schwer zu beschaffende Seren dar. Deshalb ist auf ein serumsparendes Arbeiten (nur Mikromethoden!) und eine verlustlose Serumlagerung (im gefrorenen oder lyophilisierten Zustand) zu achten. Es ist zu empfehlen, die Testseren in μl-Mengen in Beckmannröhrchen aufgeteilt zu lagern, um ein zu häufiges Auftauen und wieder Einfrieren der Proben zu verhindern. Auch gröbere Trübungen der Seren lassen sich durch Zentrifugation in diesen Röhrchen ohne bemerkenswerte Serumverluste entfernen.

1.4.4. Gerätetechnische Voraussetzungen

Infolge der Seltenheit guter HLA-Testseren können HLA-Antigenbestimmungen nur unter Einsatz einer testserumsparenden Mikromethode im klinisch erforderlichen Umfang durchgeführt werden. Im Rahmen der notwendigen methodischen Standardisierung hat sich auf dem Gebiet der HLA-Testungen generell der Einsatz von Mikromethoden bewährt. Deshalb ist die Durchführung HLA-serologischer Prüfmethoden an die Verfügbarkeit entsprechender Laborgeräte (z. B. Mikroliterspritzen mit Dosierungsvorrichtungen; Mikroskope, möglichst mit Phasenkontrasteinrichtung) und spezieller Verbrauchsmaterialien (z. B. Mikrotestkammern: sog. TERASAKI-Kammern) gebunden.

2. Nachweis der HLA-A-, -B- und -C-Antigene

2.1. Prinzip

Werden zytotoxische (= komplementabhängige) Antikörper mit vitalen Lymphozyten in Anwesenheit von Komplement inkubiert, so werden sie zytotoxisch wirksam, wenn die Lymphozyten das der Antikörperspezifität entsprechende Antigen besitzen. Die dabei eintretende Lymphozytenmembranschädigung wird mit einem Vitalfarbstoff (z. B. Eosin) erkennbar. Tragen die Lymphozyten das entsprechende HLA-Merkmal nicht, findet keine Membranschädigung statt und der Farbstoff dringt nicht in die Zelle ein. Somit läßt sich durch die einfache Vitalitätsfärbung der Lymphozyten nachweisen, ob eine HLA-spezifische Antigen-Antikörper-Reaktion abgelaufen ist.

2.2. Brauchbarkeit

Prinzipiell ist die angegebene Methode für den Nachweis jeder komplementabhängigen zytotoxischen Antikörperreaktion brauchbar. Die HLA-Spezifität dieser Reaktion ergibt sich aus der Art des im Test eingesetzten antigenen Materials (Lymphozyten). Die unter „HLA-serologische Prüfmethoden" beschriebene „NIH-Technik" [13] der HLA-Antigenbestimmung bietet die hinsichtlich wichtiger HLA-serologisch-methodischer Erfordernisse beste Kompromißlösung: Der Test ist ausreichend empfindlich, dennoch reagieren ausreichend viele Seren monospezifisch und die HLA-Testserenbeschaffung kann prinzipiell abgesichert werden. Als antigenes Material können auch die vital gelagerten Lymphozyten eingesetzt werden. Die Spezifität des Tests ist gewährleistet durch den Einsatz von T-Lymphozyten, die (z. B. im Gegensatz zu Thrombozyten) auch die HLA-Antigenspezifitäten der Gewebe- und Organzellen des Organismus in jedem Fall repräsentieren [17]. Die im allgemeinen gute Reproduzierbarkeit der Ergebnisse ist abhängig von der exakten Einhaltung der standardisierten Testbedingungen und der Qualität des verwendeten Komplements. Für den zeitlichen Aufwand einer HLA-A-, -B-, -C-Antigenbestimmung müssen bis zu 4 Stunden kalkuliert werden. Allerdings können bei systematischer Vorbereitung und Parallelansätzen von einer Person 10 und mehr HLA-Typisierungen an einem Arbeitstag bewältigt werden.

2.3. Ausführung

Die zur Testung zu verwendenden Mikrotestkammern müssen so vorbereitet werden, daß ein Eintrocknen der Reaktionspartner während der Inkubationszeit verhindert wird. Üblicherweise werden dazu die einzelnen Vertiefungen in der Testkammer mit flüssigem Paraffinöl gefüllt (in das das Testserum und die Lymphozytenaufschwemmung direkt getropft werden), oder die Testkammer wird als sog. feuchte Kammer vorbereitet. Für ein rationelles Arbeiten empfiehlt es sich, die für etwa 2—4 Wochen benötigten Testkammern mit den Testseren insgesamt vorzutropfen und in einer Tiefkühltruhe bis zum Gebrauch zu lagern. Die derart vorbereiteten Kammern stehen dann sofort für die HLA-Antigenbestimmung bereit, d. h. sie werden erst unmittelbar vor der Testung in die Raumtemperatur gebracht und dadurch aufgetaut. Es kann dann sofort jeweils in die einzelnen Vertiefungen der Kammer die zu testende Lymphozytensuspension zugetropft werden. Generell ist auf die genaue Einhaltung der vorgeschriebenen Reaktionstemperatur zu achten.

2.4. Auswertung

Es muß beachtet werden, daß falsch positive oder falsch negative Einzelreaktionen, wenn auch selten, so doch möglich sind. Deshalb bietet die Bewertung des Reaktionsergebnisses eines einzelnen Serums keine ausreichende Sicherheit. Für die Aussage, ob ein HLA-Antigen nachgewiesen oder nicht nachgewiesen wurde, muß die Reaktionsweise aller eingesetzter Testseren beachtet werden. Es bewährt sich, über einen längeren Zeitraum immer dieselben Testserenchargen einzusetzen, da dann aus eigener Erfahrung die individuelle Reaktionsweise der einzelnen Seren unter den gegebenen Laborbedingungen besser beurteilt werden kann. Tests mit nicht eindeutig zu beurteilenden Reaktionsmustern der Testseren sollten wiederholt bzw. vom HLA-serologischen Referenzlaboratorium in Berlin kontrolliert werden.

3. Nachweis der HLA-A-, -B- und -C-Antikörper

3.1. Antikörpersuchtest

3.1.1. Ausführung

Das Prinzip und die Durchführung der Methode entsprechen den unter „Nachweis der HLA-A-, -B-, -C-Antigene“ gegebenen Hinweisen.
Eine entscheidende Bedeutung kommt der Auswahl der Testlymphozytensuspension zu. Am aussagekräftigsten ist der Test, wenn die Lymphozyten der immunisierenden Person (z. B. die betreffenden Blutspender bei transfundierten Patienten oder der Kindesvater bei der Testung einer Schwangeren) gegen das zu prüfende Serum eingesetzt werden können. Sonst ist die Anwendung eines alle HLA-Antigene erfassenden Lymphozytentestpanels notwendig. Die Lagerung in flüssigem Stickstoff ermöglicht die ständige Verfügbarkeit eines derartigen Standardtestzellpanels. Bei Verwendung unausgewählter Lymphozytenaufschwemmungen können u. U. einzelne HLA-Antikörperspezifitäten nicht erfaßt werden.

3.1.2. Auswertung

Negativ ausgefallene Reaktionen beweisen nicht generell, daß das geprüfte Serum frei von zytotoxischen HLA-Antikörpern ist. Es gibt eine Vielzahl von serologischen Besonder-

heiten der HLA-Antikörperreaktionen [4], die eine eindeutige Bewertung von Testergebnissen erschweren. Z. B. kann ein HLA-Antikörper durch Zellen absorbiert werden, mit denen er aber im Zytotoxizitätstest keine Reaktion zeigt (CYNAP-Phänomen = cytotox-negative-absorption-positive). Die große Kreuzreaktivität der HLA-Antikörper erleichtert zwar die Antikörpererfassung, aber oft reagieren die Antikörper nur sehr schwach. Deshalb ist schon eine geringgradige gegenüber der negativen Kontrolle erhöhte Anzahl angefärbter (= toter) Lymphozyten suspekt auf das Vorhandensein eines HLA-Antikörpers.
Da HLA-Antikörper mit Hemmzonen beobachtet wurden, empfiehlt es sich, das zu prüfende Serum auch in einer Verdünnung 1:2 bis 1:4 mitzutesten. Falsch positive HLA-Antikörperbefunde können durch zytotoxische Kälteantikörper mit breiter Temperaturamplitude auftreten, die häufiger in Seren von Karzinompatienten [18] und nach Virusinfektion beobachtet wurden [19].

3.2. Lymphozytenkreuztest

3.2.1. Ausführung

Das Prinzip und die Durchführung der Methode entsprechen den unter „Nachweis der HLA-A-, -B-, -C-Antigene" gegebenen Hinweisen.
Es empfiehlt sich, beim Lymphozytenkreuztest die vorgeschriebenen Mindestinkubationszeiten bis auf insgesamt 3—4 Stunden zu verlängern, womit die Empfindlichkeit des Tests etwas gesteigert werden kann [20, 21]. Da nach einer abgelaufenen Transfusionsreaktion der HLA-Antikörper vorübergehend abgeschwächt sein kann, sollte wenigstens in diesen Fällen für einen durchzuführenden Lymphozytenkreuztest neben dem frischen Empfängerserum auch eine Serumprobe des Empfängers mit getestet werden, die früher eine besonders starke Antikörperreaktion gezeigt hatte. Generell können Mehrfachansätze unter Berücksichtigung von Serumverdünnungen vor Fehlergebnissen schützen.

3.2.2. Auswertung

Jede gegenüber der negativen Kontrolle geringgradige Erhöhung der Anzahl angefärbter (= toter) Lymphozyten in einem Testansatz ist als positiver Befund zu bewerten. Die Erkennung der spenderspezifischen Sensibilisierung der Organtransplantatempfänger hat eine besondere Bedeutung, weil eine hyperakute oder beschleunigte Abstoßung der z. B. transplantierten Niere in kausaler Beziehung zum entsprechenden Sensibilisierungsstatus des Empfängers gesehen werden muß. Ein positiver Lymphozytenkreuztest muß als absolute Kontraindikation für die Nierentransplantation gewertet werden [22]. Allerdings kann versucht werden, das Vorliegen von zytotoxischen Autoantikörpern auszuschließen, da diese den Transplantationserfolg nicht behindern [23]. Da im Rahmen von Bluttransfusionen ein positiver Lymphozytenkreuztest oft das Auftreten febriler, nichthämolytischer Transfusionsreaktionen erwarten läßt, ist von Transfusionen unter diesen Bedingungen abzuraten. Eine Granulozytensubstitution ist beim Vorliegen eines positiven Lymphozytenkreuztests nicht möglich [21]. Ebenso ist bei vorhandenen HLA-Antikörpern mit positivem Kreuztest meist mit einem unzureichenden Thrombozytensubstitutionseffekt zu rechnen [25]. Ausgenommen von dieser prinzipiellen Aussage ist ein positiver Lymphozytenkreuztest infolge ausschließlichen Vorliegens eines Anti-HLA-B12-bzw. Anti-HLA-C-Antikörpers, da das Antigen HLA-B12 nur bei einem Teil der HLA-B12-positiven Merkmalsträger auf Thrombozyten vorkommt [26] und die HLA-C-Antigene infolge ihrer schwachen Immunogenität für die Thrombozytensubstitution bedeutungslos sind [27].

Literatur

[1] K. Bender, A. Mayerova u. C. Hiller, in: P. E. Becker: Handbuch der Humangenetik, Bd. I/3, S. 267—311. Stuttgart: Georg Thieme-Verlag 1975.
[2] E. D. Albert u. D. Götze, in: D. Götze: The Major Histocompatibility System in Man and Animals, S. 7—77. Berlin, Heidelberg, New York: Springer-Verlag 1977.
[3] F. Kissmeyer-Nielsen u. E. Thorsby: Transplant. Rev., Copenhagen **4** (1970), 86.
[4] A. Svejgaard, M. Hauge, C. Jersild, P. Platz, L. P. Ryder, L. Staub Nielsen u. M. Thomsen, in: L. Beckman, M. Hauge: Monographs in Human Genetics, Vol. 7, S. 1—85. Basel, München, Paris, London, New York, Sydney: S. Karger 1975.
[5] W. R. Mayr: Z. Immun.-Forsch., Stuttgart **144** (1972), 18.
[6] J. Dausset: Vox Sang., Basel **4** (1954), 190.
[7] R. Payne u. M. R. Rolf: J. Clin. Invest., New York **37** (1958), 1756.
[8] J. J. van Rood, J. G. Eernisse u. A. van Leeuwen: Nature, London **181** (1958), 1753.
[9] J. J. van Rood u. A. van Leeuwen: J. Clin. Invest., New York **42** (1963), 1382.
[10] J. J. van Rood, A. van Leeuwen, A. Schippers, van Blankenstein u. W. Volkers: Histocompatibility Testing 1967, S. 203. Copenhagen: Munksgaard 1967.
[11] N. R. Shulman, V. J. Marder, M. C. Hiller u. E. M. Collier: Progr. Hemat., New York **4** (1964), 222.
[12] P. I. Terasaki u. J. D. McClelland: Nature, London **204** (1964), 998.
[13] B. D. Brand, J. L. Ray, D. B. Hare, D. E. Kayhoe u. J. D. McClelland: Histocompatibility Testing 1970, S. 357—367. Copenhagen: Munksgaard 1970.
[14] K. K. Mittal: Transplantation, Baltimore **25** (1978), 275.
[15] E. Ivašková, H. Vybiralove, I. Raue, P. Demant u. P. Ivanyi: Folia biol., Praha **15** (1969), 26.
[16] S. Ahrons u. E. Thorsby: Vox Sang., Basel **18** (1970), 323.
[17] C. M. Lewis, G. D. Pegrum u. C. A. Evans: Nature, London **247** (1974), 463.
[18] N. Müller u. U. D. Koenig: Blut, München **34** (1977), 479.
[19] S. Mayer, G. Hauptmann u. M. M. Tongio: Vox Sang., Basel **31** (1976), 174.
[20] A. Ting, T. Hasegawa, S. Ferrone u. R. A. Reisfeld: Transplant. Proc., New York **5** (1973), 813.
[21] R. Pischel u. S. Wiebserneit: Z. med. Labor-Diagn., Berlin **19** (1978), 187.
[22] C. B. Carpenter u. P. J. Morris: Transplant. Proc., New York **10** (1978), 509.
[23] J. P. Soulillou, M. A. Peyrat u. J. Guenel: Transplant. Proc., New York **10** (1978), 475.
[24] H. Pfleeger, S. F. Goldmann, M. Dietrich, R. Arnold u. H. Spiess: Z. Immun.-Forsch., Stuttgart **152** (1976), 340.
[25] S. J. Slichter u. L. A. Harker: Blood, New York **46** (1975), 1055.
[26] L. Degos, J. Colombani, F. Kissmeyer-Nielsen, A. Svejgaard, C. Mueller-Eckhardt, J. J. van Rood, A. van Leeuwen u. R. T. D. Oliver: Histocompatibility Testing 1975, S. 348—349. Copenhagen: Munksgaard 1975.
[27] G. B. Ferrara, R. M. Tosi, A. Longo, G. Azzolina u. G. Carminati: Transplantation, Baltimore **20** (1975), 340.

Bei Fragen zur Produktsicherheit wenden Sie sich bitte an:
If you have any questions regarding product safety,
please contact:

Walter de Gruyter GmbH
Genthiner Straße 13
10785 Berlin
productsafety@degruytergrill.com